LA SAGE-FEMME,
UN SOUTIEN RÉEL ET SYMBOLIQUE
POUR LE DEUIL PÉRINATAL

PRATIQUE SAGE-FEMME/SCIENCES-MAÏEUTIQUE

La collection est un espace de réflexion et de débats sur les connaissances, les savoirs et la pratique sage-femme dans le monde francophone. Elle entend permettre aux sages-femmes de penser leurs savoirs et leurs pratiques en toute autonomie. La collection accueille les sages-femmes, les acteurs de la naissance, les femmes, les parents.

Collection sous la direction de

Christine Morin, Claudine Schalck (France), Geneviève Castiaux (Belgique), Céline Lemay, Raymonde Gagnon (Québec), Yvonne Meyer (Suisse)

Ouvrages publiés :

Camille Marolle : *Vie affective et sexuelle de l'adolescente en situation de handicap mental*, 2023

Raymonde Gagnon : *Vivre la grossesse et donner naissance au Québec à l'ère de la biotechnologie*, 2023

Congrès ICM 2021*Présence à l'international des sages-femmes de la francophonie*, 2022

Iman Kanaan : *La formation des sages-femmes au Liban : le référentiel de compétences*, 2022

Céline Lemay : *Émergence d'une pratique sage-femme au Québec : « Être là »*, 2021

Revue de l'APSF 1, *Naissance physiologique*, 2021

Claudine Schalck avec Véronique Descoffre, Emmanuelle Lemaire et Nathalie Perrillat *: Le deuil périnatal : du postnatal à la grossesse d'après – Guide d'intervention pour les sages-femmes et les professionnels de santé*, 2020

Claudine Schalck : *Un si beau métier – Les professionnels de la naissance au risque de la mort périnatale*, 2019

Conseiller éditorial L'Harmattan : Gérard E. da Silva

Claudine Schalck
avec
Emmanuelle Lemaire, Nathalie Perrillat,
Anne Théau, Céline Vicrey

LA SAGE-FEMME, UN SOUTIEN RÉEL ET SYMBOLIQUE POUR LE DEUIL PÉRINATAL

Préfaces de Philippe Cornet
et des Associations Petite Emilie, Spama, Paliped

L'Harmattan

5-7, rue de l'École-Polytechnique – 75005 Paris

www.editions-harmattan.fr

ISBN : 978-2-14-049706-3
EAN : 9782140497063

« Au commencement est la relation »

Martin Buber, *Je et Tu*, Paris, Aubier, 1981, p.38

Qu'auraient à nous dire tous ces enfants de l'obscurité infinie ? Qu'auraient-ils fait pour combler le désir sans limites de leurs parents ? Au lieu de quoi, ils ont semé à pleine main des *si* dans les champs ravagés du manque et de la béance d'amour. Serait-ce cela, et que cela, le deuil périnatal ? Un *si* qui erre sans fin à trouver sa réponse, « un deuil indicible de l'imaginaire, porteur des espoirs de tout ce qui avait été projeté, sans qu'il soit possible d'y renoncer ».

Puisque nous ne pouvons saisir en une seule brassée de l'esprit la totalité d'une pensée trop grande pour nous, il nous reste à l'approcher par la multitude des objets qui la composent. C'est le choix opéré par les autrices de cet ouvrage qui ont emprunté des chemins divers pour nous aider à rassembler, par une démarche didactique, des fragments de réalité du deuil périnatal : réalité historique, médicale, psychoanalytique, sociale, légale ou administrative ; fragments d'une phénoménologie qui nous ramène « aux choses mêmes »[1] afin d'en percevoir les expériences des êtres à propos du deuil périnatal.

L'introduction, scindée en trois parties, nous permet d'aborder dans un premier temps le concept de deuil dont il convient d'écarter toute notion pathologique au bénéfice d'un processus psychique, humain et ordinaire — ce qui ne veut pas dire banal — et qui, les autrices le montrent bien, entretient des liens étroits avec la notion de temporalité. Cette notion est un point nodal pour éclairer les dyschronies et les synchronies dans les interactions sociales et plus particulièrement en ce qui concerne le dispositif de visite à domicile (VAD) des sages-femmes auprès des parents endeuillés à la suite de la mort de leur enfant avant sa naissance ou aux décours immédiats. C'est d'ailleurs l'une des difficultés majeures de la mise en place du dispositif, élaboré à partir d'une réflexion générale conceptuelle d'un « prendre

1 Nous devons à Edmund Husserl ce principe qui sous-tend la phénoménologie telle qu'il la propose.

soin », mais à adapter à chaque situation singulière. Difficulté que l'on pourrait résumer en un « Est-ce le bon moment ? » ; question qui vaudrait autant pour les actrices du soin que pour les parents.

Si la temporalité du soin est au cœur du dispositif, elle ne se conçoit que dans la compréhension d'un cadre conceptuel, historique, social et réglementaire. Cadre, lui-même régi par ses temporalités. C'est la force du texte de nous permettre d'aborder les parties finales de l'ouvrage après avoir exposé de solides perspectives structurelles relatives au deuil, au deuil périnatal, à l'anthropologie de la perte, aux conditions d'avoir à mourir depuis l'intimité du « chez-soi » à l'espace social de l'hôpital — si la majorité des personnes espère mourir à domicile, la plupart mourront à l'hôpital.

Dans un second temps la question du corps occupe la réflexion des autrices. On naît (fusse mort), avec un organisme, mais la « corporéité est socialement construite » (Le Breton, 2010). De cette construction sociale du corps résulte la notion d'identité. Nous sommes ce que nous sommes parce que l'autre peut nous désigner comme tel, un autre que soi. L'identité de l'enfant mort en laissant trace de son existence éphémère le fait exister, non seulement dans le souvenir parental, mais aussi dans l'ensemble de la communauté humaine. Le corps du petit mort échappe à la réification pour trouver une autre forme d'incarnation du côté du symbolique. Prénommer l'enfant en est l'une des caractéristiques les plus emblématiques. Pour ce faire les autrices montrent comment les évolutions du cadre réglementaire de l'état civil ont permis de s'ajuster aux aspirations sociales des personnes. Les liens de sens entre les parents et leur enfant trouvent à se constituer grâce à l'adaptation régulière des textes. Forts de ce possible structurel, les parents se trouvent en capacité de construire une identité parentale non usurpée et reconnaître l'enfant perdu comme ayant été au monde dans le réel et y demeurer dans le champ du symbolique et des imaginaires. Martin

Buber, philosophe allemand, écrit dans son ouvrage *Ich und Du,* qu'au commencement de tout est la relation. Il énonce que « le mot-principe *Je-Tu* ne peut être prononcé que par l'être entier. Le mot *Je-Cela* ne peut jamais être prononcé par l'être entier » (Buber, 2012 : 36)[2]. C'est-à-dire que l'authenticité d'une relation est fondée sur cette reconnaissance de l'autre comme sujet et jamais dans une relation à un *Je-Cela* (chose). Ce principe d'identité par l'altérité, selon Martin Buber, s'exprime dans la relation parent-enfant, fut-elle écourtée dans le réel. Cette proposition d'humanité, nous la retrouverons dans la relation de soin au moment d'évoquer la VAD.

Dans les dernières parties de l'ouvrage, les autrices dessinent les contours du dispositif à partir des expériences apparentées internationales ou nationales. La prise en compte des expériences d'autres équipes a permis de structurer au mieux et au plus vite la mise en place du dispositif de VAD dans ses conditions actuelles de fonctionnement. Au-delà des aspects formels, collaboratifs et des aléas conjoncturels liés à la covid, il ressort que le dispositif puise sa vitalité dans l'engagement des personnels soignants, pour l'essentiel les sages-femmes, et des parents endeuillés. Là encore, c'est ce retour « à l'essence même des choses » et au « Je et Tu » que nous avons évoqués qui constitue le principe moteur du dispositif. Engagement d'une poignée de soignantes, prêtes à cet accompagnement sensible, mais aussi en assurer une transmission au travers des formations de sages-femmes.

Si les données disponibles à l'analyse du dispositif sont indispensables et largement développées dans les parties finales, nous aimerions encore une fois insister sur ce qui constitue l'esprit de l'ouvrage, esprit qui légitime les fonctions soignantes non seulement dans celles relevant d'une dimension professionnelle, mais aussi celles satisfaisant la

---

2 Buber M. 2012. *Je et Tu*, Roubaix, Aubier, coll. Philosophie, [*Ich und Du*, 1923].

« vocation médicale de l'autre » (Levinas, 1990)[3]. Emmanuel Levinas considère que « l'humain commence avec comme première valeur de ne pas laisser le prochain à sa solitude, à sa mort. » Ne s'agit-il pas dans le deuil périnatal d'un risque de double mort, mort d'un enfant bien sûr, mais aussi mort d'une identité parentale à recomposer avec l'être absent. La sage-femme, en visitant — visite prenant la valeur symbolique de la visitation — les parents au sein d'un domicile désenchanté, car en partie non habité, une mère porteuse des stigmates de la grossesse et de la maternité (seins tendus d'un lait sans objet, douleurs résiduelles d'une vacuité du corps, retour de couches qui n'ont pas eu lieu, vergetures comme empreintes corporelles …). Dans cet espace dédié, la sage-femme trouve à exprimer son professionnalisme qui, à la lecture des fragments d'entretiens rapportés dans le texte, rassure les parents. Mais aussi propose un cadre pour la *rencontre* de soins (Reach, 2022)[4].

Aux termes de la lecture de ce texte, riche de ses présentations conceptuelles, analyses structurelles et de ses perspectives, le dispositif de la VAD s'enrichit bien au-delà d'une simple logique de soins qui répondrait à une plainte, « une prière adressée à l'absent » (Levinas, 1990). Le dispositif procède par l'affrontement à l'impensable d'une réalité à une recomposition progressive des êtres et d'une famille. L'accompagnement thérapeutique, au domicile — et ce point n'est pas rien — des sages-femmes, permet dans une forme d'une continuité de temporalité (un avant la mort, l'annonce, et l'après).

3 Levinas E. 1990. *L'éthique est transcendance, Médecine et éthique, le devoir d'humanité*, Paris, Le Cerf.

4 Reach G. 2022. *Pour une médecine humaine, étude philosophique d'une rencontre*, Paris, Hermann.

La force du texte et le descriptif du dispositif emportent la conviction de pertinence de la proposition. Les autrices tracent ainsi un sillon profond dans lequel le professionnalisme trouve à s'épanouir.

Philippe Cornet
Professeur de médecine des Universités émérite
Sorbonne Université
Docteur en sociologie

Petite Emilie a 20 ans aujourd'hui

Dès les premières années, les parents de l'association se sont rapidement tournés vers les professionnels de santé afin de créer un partenariat fort, dans un seul but : préparer au mieux les sages-femmes — en premier lieu — à cet accompagnement si sensible que nécessite le parcours du deuil périnatal. Cette main tendue a été pensée comme un juste retour pour donner du sens à ce chemin de solitude.

Mettre en avant cette parole si précieuse des parents endeuillés nous a paru la meilleure façon de transmettre pour aider le plus grand nombre.

C'est dans ce contexte que s'est constitué un binôme avec un parent et une sage-femme. Il a fait naître un support de formation qui s'est voulu pratique. L'illustration de la courbe du deuil y occupe une grande place. Apprendre à reconnaître les différentes phases du deuil et leurs manifestations, pouvoir répondre aux questions tortueuses des administrations, savoir comment présenter un bébé ou que faire d'un silence nous a semblé indispensable pour accompagner les familles.

Notre binôme est parti à la rencontre des futures sages-femmes sur leur lieu de formation, des équipes de maternité puis des professionnels des services funéraires et des agents des caisses des allocations familiales.

Le partenariat débuté avec le RSPP en 2020 a permis d'ouvrir nos formations aux professionnels libéraux de la périnatalité dans différentes maternités franciliennes. C'est donc dans cette logique que Petite Émilie a apporté son concours à ce dispositif novateur impulsé par la maternité de Port-Royal, pour accompagner celles qui fabriquent du lien et assurent une continuité de soins à celles qui rentrent de la maternité sans bébé.

Autour de cet événement tant physiologique qu'exceptionnel, la juste place de la sage-femme, au même titre que lors d'une naissance, est exactement ce qu'attendent les parents, sans même le savoir eux-mêmes.

L'Association Petite Émilie tient à remercier très chaleureusement tou.te.s les sages-femmes qui au fil de leur carrière ont préservé ce lien avec les parents y compris dans les moments très difficiles. Elles ont su se mettre à leur niveau, avec infiniment d'intelligence et d'humanité et parfaire leur écoute sensible et la mettre au service des familles dans l'intimité de leur lieu de vie.

Durant les deux dernières décennies, Petite Émilie a lancé de nombreux chantiers, mais le chemin parcouru sur le volet formation au deuil périnatal des soignants est l'une des réalisations dont l'Association est la plus fière. Claudine Schalck est pour notre organisation plus qu'une partenaire. Elle fait figure de boussole et l'ensemble des bénévoles de Petite Émilie, parents autant que soignants, tiennent aujourd'hui à la remercier pour sa ténacité et sa persévérance : le chemin parcouru pour la bonne prise en charge et la juste reconnaissance du deuil périnatal n'aurait pas été aussi riche et porteur de sens et d'espoir sans son concours.

Laurence Pavie
Association Petite Emilie

Depuis toujours et de tout temps, des femmes, des couples, des familles ont été confrontés au deuil périnatal. Pour certains d'entre eux, ce vécu si particulier s'est mué en un ressenti douloureux, au point d'envahir tous les champs de leur vie, qu'il s'agisse du domaine de l'intime ou du domaine social.

Et s'il a fallu attendre la fin du XXe siècle pour que ces deuils périnataux, qu'ils interviennent en cours de grossesse, à la naissance ou encore dans les premières semaines, soient enfin reconnus et le vécu des familles enfin considéré, le chemin reste encore long pour que tous ces parents puissent être accompagnés et soutenus, afin de prévenir les complications possibles de ces instants de vie si traumatiques.

En effet, au cours de ces dernières décennies, les voix des familles concernées par le deuil périnatal se sont fait entendre, certaines en créant des associations, d'autres en partageant leurs témoignages dans les différents médias… Ces prises de parole ont permis l'évolution du contexte législatif et administratif, mais également l'implication et la mobilisation des professionnels de la périnatalité, afin de proposer des prises en charge institutionnelles attentives et adaptées à ces situations humainement si sensibles.

Le travail remarquable, réalisé sous la direction de Claudine Schalck, avec le soutien du Réseau de Santé Périnatal Parisien (RSPP) et l'implication de certains professionnels de la maternité Port-Royal, mais également de la Protection Maternelle et Infantile (PMI) de Paris, ou encore des sages-femmes libérales, met en lumière de façon flagrante la solitude de ces parents lors du retour à domicile, à la sortie de l'hôpital. Le questionnement porté par cette étude traduit ainsi la réalité du vécu de ces familles : des équipes de maternité formées et organisées pour accompagner ces parents, mais une solitude immense lors du retour à la maison.

De ce constat, les professionnels engagés dans ce groupe de travail en ont fait une proposition nouvelle : mettre en œuvre une visite à domicile par une sage-femme formée et impliquée, et permettre une évolution, tant des pratiques professionnelles actuelles que du contexte administratif à plus long terme. Ainsi, la qualité méthodologique de cette recherche, en s'appuyant sur un recueil de données construit et précis, a permis une analyse fine apportant des réponses, mais également posant les limites des propositions faites.

D'autre part, le partage de certains témoignages de parents ou de sages-femmes impliquées dans ce dispositif renforce encore la portée de la recherche en rendant tangible et concret le vécu des familles et des intervenants.

L'évaluation globale de ce dispositif permet ainsi de montrer le rôle clef de la sage-femme dans cet accompagnement complexe et délicat, tant sur le plan du soutien apporté à ces couples, que sur le plan du suivi obstétrical postnatal proposé à ces patientes.

La lecture de cet ouvrage devrait être proposée à tous les professionnels du champ de la périnatalité, mais également aux étudiants, afin que chacun mesure l'enjeu et l'importance de permettre la pérennisation du dispositif élaboré dans le cadre de cette recherche et fasse en sorte, malgré de potentielles difficultés, que cela puisse advenir. L'engagement des différents participants à ce groupe de travail a tout d'abord contribué, malgré une conjoncture particulièrement difficile (crise Covid), à l'aboutissement de cette étude. Il a aussi ouvert la voie à tous ces parents qui, demain, seront encore malheureusement pris en charge dans un contexte de deuil périnatal, et leur permet d'espérer être soutenus et accompagnés lorsqu'ils rentreront chez eux, dans le cadre d'un suivi global, témoin d'une reconnaissance sociétale du deuil qu'ils vivent.

Anne Dejean, sage-femme au sein de l'équipe ressource en soins palliatifs pédiatriques d'Île-de-France (PALIPED)

Dans l'accompagnement des parents endeuillés, l'émergence d'un maillon essentiel

Après une véritable reconnaissance du deuil périnatal depuis les années 2000, le développement d'associations nationales pour soutenir les parents endeuillés et l'évolution législative récente pour une meilleure inscription des bébés décédés in utero, le soutien de ces parents a connu un développement très réconfortant. Même s'il restera toujours pour eux une dimension indicible de solitude et d'effroi, face au vide qui a brutalement envahi leur vie avec la mort de leur tout-petit !

Pour autant, dans ce cercle de soutien, il manquait un maillon pour les parents ébranlés par une telle épreuve. Un maillon ayant la capacité d'assurer la continuité entre le monde de la maternité, le retour au domicile et la reprise de la vie.

C'est à la création de ce maillon que s'est attachée l'étude lancée par le réseau de périnatalité parisien. Nous nous réjouissons infiniment des résultats obtenus par cette étude, suite aux visites à domicile réalisées par des sages-femmes auprès de mamans endeuillées. Avec l'argument d'assurer un suivi de soins après l'accouchement, la sage-femme, en accédant au corps meurtri de la mère, peut alors recueillir le flot d'émotions et de douleur enfouies dans le cœur. Elle fait aussi venir le monde extérieur dans ce domicile éprouvé par un berceau vide, elle permet à ces familles de continuer à sentir l'indispensable soutien des soignants, mais aussi celui de la société tout entière qui ne sait trop souvent comment l'exprimer.

Nul ne peut savoir combien de couples, en rentrant chez eux après le décès de leur bébé, se sont sentis comme « abandonnés " ; nul ne peut dénombrer tous ceux qui n'ont pas pu franchir le pas de contacter un professionnel ou une association, voire qui se sont totalement repliés sur eux-mêmes… Cela parfois pendant de longs mois, et même des années, avant de pouvoir un jour arriver à exprimer leur chagrin ! C'est au tout début de la crise du Covid, et du confinement imposé à tous qu'un jeune couple a souhaité participer au groupe d'entraide de Lille qui venait de basculer sur Zoom. Depuis le décès in utero de leur premier enfant un an plus tôt, ils étaient incapables de sortir de chez eux, le papa ayant même arrêté son travail, pour ne jamais laisser seule sa compagne. Et là, ils venaient enfin de trouver un lieu pour partager à distance leur histoire. Grâce à ces liens mensuels via Zoom et aux nombreux échanges entre parents, le désir est peu à peu revenu animer leur vie, désir de partir voir un jour leurs proches, désir de se sentir de nouveau vivants, avec l'ébauche de premiers projets.

C'est vraiment à tous les parents qui se sont isolés face à une telle épreuve, mais aussi à tous ceux que nous avons rencontrés au fil des ans depuis 2006, que nous voulons dédier cette étude. Car chacun pourra tirer profit de ce nouveau maillon, le deuil périnatal, comme tout autre deuil, étant aussi un processus social ayant besoin de témoins. Quel meilleur témoin qu'une sage-femme ?

Et c'est à toutes celles qui ont accepté l'aventure proposée par le réseau parisien que nous adressons nos remerciements les plus profonds. Puisse ce maillon essentiel être mis en place au plus vite dans tous les réseaux de périnatalité, grâce aux moyens financiers qui lui seront accordés ! Le décès d'un bébé est une épreuve qui peut déconstruire l'avenir d'un couple, d'une famille s'il n'est pas entouré de tous les soutiens possibles, afin de répondre à la complexité des besoins des parents.

Isabelle de Mézerac,
présidente-fondatrice de l'association SPAMA

Introduction

En 2011, la série *Stillbirths* de la revue internationale *The Lancet* veut sortir le deuil périnatal de l'ombre et du tabou.[5] D'autant plus que trois millions de familles seraient concernées de par le monde, sans épargner les pays à forts revenus. Sa valeur potentiellement traumatique et ses répercussions à court, moyen ou long terme, exigent qu'il en soit tenu compte dans les pratiques professionnelles, afin de mieux accompagner les parents dans le processus complexe et unique de chaque deuil périnatal. Ces vingt dernières années, en France, sous l'impulsion d'associations dédiées au deuil périnatal et de professionnels, des évolutions législatives et des changements majeurs dans les pratiques professionnelles sont intervenus pour tenter de répondre à ces enjeux. Toutefois, dans les maternités, pour les soignants, elles concernent avant tout le soutien apporté aux parents jusqu'à leur sortie, lorsqu'il faut annoncer un décès ou un handicap, la naissance d'un enfant sans vie lors d'une mort fœtale *in utero*, accompagner un décès *per partum* ou néonatal, ou encore une interruption médicale de grossesse (IMG).

En dehors du soutien apporté par les associations dédiées, voire du renvoi vers un psychologue, il n'existe aucun dispositif relai général prévu pour accompagner les parents, en postnatal, lors du retour à domicile. C'est pourtant un moment crucial pour l'engagement des parents dans les processus du deuil. Seule une initiative, unique et propre à la PMI (Protection Maternelle et Infantile) du département de la Seine–Saint-Denis, propose depuis 1999 des visites à domicile (VAD) en postnatal. Initialement réservées aux familles confrontées à la mort inopinée d'un nourrisson, ces visites au domicile par des binômes psychologue/médecin ou

5 Mullan Z, Horton R. 2011. Bringing stillbirths out of the shadows, *The Lancet*, 377 (9774): 1291-92 doi: 10.1016/S0140-6736 (11)60098-6

psychologue/puéricultrice, ont ensuite été élargies au deuil périnatal.

Depuis 2008, également, la maternité des Bluets à Paris, propose, pour ses patientes, des visites à domicile (VAD) en postnatal, faites par les sages-femmes PMI du département de Paris, référentes de la maternité. La sage-femme PMI y intervient seule, au domicile, à la rencontre des femmes, des couples et des familles, dans leur lieu de vie, tout comme elle le fait pour bon nombre d'autres de ses missions ; la VAD étant une spécificité intégrée au travail de prévention mené par la PMI dès sa création en 1945.

Une collaboration inédite entre le Réseau de Santé Périnatal Parisien (RSPP), la maternité Port-Royal, le service de Protection Maternelle et Infantile (PMI) Parisien et un groupe de sages-femmes libérales a permis de reprendre ce dispositif pour proposer un suivi de VAD postnatales de sage-femme, dans le cadre du deuil périnatal, le plus souvent possible, en fonction de la disponibilité d'une sage-femme d'un pool constitué à cette fin. Il rassemble quelques sages-femmes PMI et surtout des sages-femmes libérales. Grâce à des feuilles de suivi, des entretiens de parents et de professionnels, tous anonymisées, les données recueillies permettent d'analyser ce suivi de manière descriptive et qualitative.

Dans cette perspective, l'analyse revient dans un premier temps sur ce qu'est le deuil afin de mieux comprendre ce qu'est le deuil périnatal. Car, une mauvaise compréhension des processus du deuil semble conditionner des attitudes inadaptées chez les soignants, notamment chez les sages-femmes. Or, le vécu des parents reste dépendant de la capacité à être accompagnés et à être compris dans ce qu'ils traversent.[6] De ce fait, il s'agit d'établir que le deuil concerne un processus douloureux et ordinaire qui ne nécessite pas, *a priori,*

---

6 Qian J, Sun S, Wu M, Liu L, Yaping S, Yu X. 2021. Preparing nurses and midwives to provide perinatal bereavement care: A systematic scoping review, *Nurse Educ Today,* 103:104962

d'intervention spécialisée en première intention. Ce, afin de pouvoir situer, ultérieurement, la présence et l'activité de la sage-femme, au domicile, rapportées par les feuilles de suivi, croisées avec l'analyse des entretiens et avec ce qui nous est connu du processus et des épreuves traversées par les parents lors d'un deuil périnatal.

Dans un second temps, l'analyse porte sur l'évolution sociale de ces dernières années face au deuil périnatal, avec des changements législatifs majeurs associés à une évolution sans précédent des pratiques professionnelles. Toutefois, pour constater que la sortie de maternité reste, actuellement, un point de rupture dans le soutien apporté aux parents

L'analyse des visites faites par les sages-femmes en postnatal, grâce aux données fournies par les feuilles de suivi, croisée avec les entretiens réalisés, permettent ensuite de situer les interactions entre la sage-femme et les parents, en fonction de leurs besoins lors du retour à domicile selon une perspective phénoménologique. Elle offre des compréhensions majeures et inédites face aux modalités retenues pour la compréhension du deuil périnatal dans le contexte social actuel.

Partie 1
Contexte et approche conceptuelle du deuil

1. Le deuil, un phénomène humain

Le deuil est un phénomène humain complexe qui affecte la personne dans tous les aspects de la vie individuelle et collective, privée et sociale. Certains deuils sont considérés comme ayant un retentissement particulièrement traumatique. C'est le cas du deuil périnatal en raison de son objet et de son contexte.

1.1 Le deuil, un processus psychique réactionnel

Le dictionnaire Larousse indique communément pour le deuil qu'il s'agit d'un nom masculin, issu du latin *dolus*, douleur, qui fait référence, selon, à :

- *la perte, décès d'un parent, d'un ami*
- *la douleur, affliction éprouvée à la suite du décès, état de celui qui l'éprouve*
- *aux signes extérieurs liés à la mort d'un proche et consacrés par l'usage*
- *au temps pendant lequel on porte ces signes extérieurs*
- *au cortège funèbre*
- *au processus psychique mis en œuvre par le sujet suite à la perte d'un objet d'amour externe*

Ordinairement, dans la langue française, le deuil renvoie ainsi à :

- un **événement**, celle de la perte d'un être cher,
- une **temporalité** marquée par un **vécu douloureux** et des **comportements réactionnels** dont certains sont culturellement conditionnés,
- un **processus psychique** déclenché par la survenue de l'événement. Le paradigme de la perte s'inscrit dans la perte d'un proche aimé.

La langue anglaise, qui prévaut dans les publications internationales, dispose, quant à elle, de trois termes distincts :

Bereavement, Grief et *Mourning*. Ils sont parfois utilisés en toute équivalence bien qu'ils renvoient à des aspects différents du deuil. Les difficultés de traduction sont d'ordre lexico-sémantique. Chacun de ces termes ne porte que sur une seule acceptation de la synonymie. C'est le contexte qui permet de savoir quelle acceptation est à prendre en considération. Ainsi le terme *Grief* renvoie à **l'expérience interne** et subjective à laquelle confronte la perte tandis que le terme *Mourning* renvoie à **l'expression en actes et en comportements** de ce vécu dans les interactions avec le monde extérieur et les autres ; que ce soit dans l'expression du stress ou de la douleur ou, plus largement, concernant les pratiques culturelles ou rituelles. Quant au terme *Bereavement*, il renvoie à la **période consécutive à la perte** marquée par l'expression et l'expérience de ce vécu interne.

1.2 Le deuil, un processus humain ordinaire

La rencontre avec la perte et la mort fait partie de l'existence de toute vie humaine. Freud conceptualise et analyse ses effets psychiques pour la première fois en 1917, dans *Deuil et Mélancolie*.7 Il donne une définition du deuil : *« Le deuil est régulièrement la réaction à la perte d'une personne aimée ou d'une abstraction mise à sa place, la patrie, la liberté, un idéal, etc. »*

Suivant cette approche, pour chaque être humain, toute perte significative dans le champ de ses investissements peut nécessiter un travail de deuil. Son intensité se mesure à la hauteur de la perte subie. Les personnes aimées et fortement investies relèvent pour chaque être humain des pertes essentielles.

Depuis Freud, de nombreux travaux ont été consacrés à l'étude du deuil pour sa conceptualisation et sa

---

7 Freud S. Deuil et Mélancolie, in *Métapsychologie*, Paris, Payot, [1917] - 1968, p. 145-171

compréhension, dont ceux, de référence, de Bolwy (1961)[8], Kübler-Ross (1969)[9] et Parkes (1996)[10] ainsi que ceux de Hanus (1994)[11] et Fauré (1995)[12] en France. Le processus intrapsychique réactionnel suscité par la perte de « l'objet d'attachement », que Freud définit comme le « travail de deuil », « Trauerarbeit » en allemand, a été bien exploré dans sa temporalité comme dans l'expression de ses différents aspects cognitifs, émotionnels, comportementaux, socioculturels ainsi que dans les qualités de l'activité subjective et intersubjective déployée.

Dans l'étude du deuil, les auteurs s'accordent sur le choc inaugural suscité par la perte et la confrontation à la mort. Il est suivi d'une phase de désorganisation interne, plus ou moins longue, avant une phase de réorganisation qui permet de recouvrer la santé mentale. Ce processus dynamique est décomposé en phases distinctes dans certaines approches sans qu'elles soient strictement linéaires dans leur enchaînement et reproductibles d'une personne à l'autre. Même si ces différents états restent marquants dans l'évolution de la majorité des processus de deuil.

Avec le choc, les réactions psychiques et émotionnelles communes sont celles du traumatisme avec le déni, la sidération et l'anesthésie émotionnelle que Bolwby qualifie d'« engourdissement ».

---

8 Bowlby J. 1980. *Attachment and loss. Vol. III. Loss: Sadness and depression.* London: Hogarth; Bowlby J. 1961. Processes of mourning, *Int J Psychoanal,* 42: 317-40

9 Kübler-Ross E, Kessler D. 2005. *On Grief and Grieving. Finding the meaning of grief through the five stages of loss*, New York, Scribner, trad. fr. 2009. *Sur le chagrin et le deuil. Trouver un sens à sa peine à travers les cinq étapes du deuil*, Paris, JC Lattès ; Kübler-Ross E. 1969. *On Death and Dying*, Routledge.

10 Parkes CM. 1996. *Bereavement: Studies of grief in adult life*, London: Routledge/Methuen & International Universities Press, trad.fr. 2003. *Le deuil. Études du deuil chez l'adulte*, Ed. Frison Roche, coll. Face à la mort.

11 Hanus M. 1994. *Les deuils dans la vie*, Paris, Maloine.

12 Fauré C. 1995. *Vivre le deuil au jour le jour. La perte d'une personne proche,* Paris, Albin Michel.

Dans la **désorganisation** prédominent des sentiments intenses, selon, de colère, de peur, de détresse, de culpabilité et de tristesse. Y demeure une forme de *« rébellion compréhensible »*, d'après les mots de Freud, avec une recherche incessante de ce qui a été perdu, en particulier à travers tout ce qui peut le rappeler. C'est pourquoi, *« L'objet perdu se poursuit psychiquement »* dit-il, entre un passé qui en témoigne et qui apaise, et la réalité du présent marquée par la douleur de son absence. Ce qui donne au deuil un mouvement pendulaire avec des oscillations plus ou moins intenses selon le modèle de Stroebe (1999).[13]

Toutefois, le vécu dépressif réactionnel qui s'installe à distance du décès témoigne paradoxalement d'une meilleure acceptation de la perte ainsi que de celle des liens définitivement rompus dans la réalité externe. Elle permet le passage progressif vers **une réorganisation** de cette dernière et son réinvestissement. L'objet perdu, quant à lui, est intériorisé, avec la création de nouveaux liens, internes, qui font sens dans l'histoire du sujet. C'est le signe d'une forme de dégagement réalisé par le « travail du deuil. »

Les études s'accordent également pour considérer que l'expérience de la traversée du deuil est unique pour chaque personne, quant à son intensité et la manière d'y faire face, en fonction de sa personnalité, la hauteur de l'investissement de ce qui a été perdu, des circonstances de la perte et du contexte.[14]

En France, la Société de Thanatologie, société savante des sciences humaines de la mort et du mourir, fondée en 1966, œuvre pour la promotion de la réflexion et de la recherche sur la mort et du mourir en direction du public, des institutions et des professionnels. Ce sont notamment des chercheurs, reconnus pour leurs travaux en ce domaine, qui en assumèrent

---

13 Stroebe M, Schut H. 1999. The dual process model of coping with bereavement: rationale and description, *Death Stud*, 23(3): 197-224

14 Sisook S, Shear K. 2009. Grief and bereavement: what psychiatrists need to know, *Official Journal of the World Psychiatric Asssociation*, 8(2): 67-74

la présidence successive, dont l'anthropologue Louis-Vincent Thomas[15] auquel succédera le psychiatre psychanalyste Michel Hanus[16] à l'origine des associations *Vivre son deuil,* constituées également en fédération européenne. Cette société savante publie depuis 1967 la revue *Études sur la mort* et se donne, en 2020, une dimension internationale avec, notamment, la publication de certains articles en anglais. De ce fait, la société de Thanatologie a changé de nom pour devenir le Centre international des Études sur la Mort (CIEM).[17]

1.3 Le deuil n'est pas un phénomène pathologique

Freud lui-même remarque que le deuil n'est pas un phénomène pathologique :

« Il est remarquable qu'il ne nous vienne pas à l'idée de considérer le deuil comme un état pathologique et d'en confier le traitement à un médecin, bien qu'il s'écarte sérieusement du comportement normal. Nous comptons bien qu'il sera surmonté après un certain laps de temps, et nous considérons qu'il serait inopportun et même nuisible de le perturber. »[18]

C'est aussi la conclusion d'un article de référence de Engel (1975) qui se demande s'il faut envisager le deuil comme une maladie au vu de l'analyse de ses causes, de sa symptomatologie prévisible et de son déroulement.[19]

Le deuil est avant tout décrit comme un processus de cicatrisation psychique[20] qui ne nécessite pas un suivi médical ou psychologique. Toutefois, c'est un événement stressant, particulièrement éprouvant pour la santé comme en rend compte l'enquête *Empreintes* du CREDOC de 2019[21], *Les*

---

15 Thomas L-V. 1996. *Rites de mort : Pour la paix des vivants*, Paris, Fayard ; Thomas L -V. 1975. *Anthropologie de la mort*, Paris, Payot.

16 Hanus, 1994

17 https://ciem-thanatologie.com/

18 Freud, 1968, p. 145

19 Engel GL. 1961. Is grief a disease? A challenge for medical research. *Psychosom Med,* 23 : 18-22

20 Fauré, 1995

21 CREDOC, enquête Empreintes. 2019. *Les Français face au deuil.* https://csnaf.fr/publications/

français face au deuil, menée à grande échelle. Elle montre que 59 % des personnes qui y sont confrontées ont souffert d'une altération de leur santé ou de leur condition physique ; 51 % ont rencontré des difficultés psychologiques, dont 26 % sur plus d'un an, alors que 39 % se sont isolées pendant leur deuil. Tout comme dans les enquêtes du CREDOC (2019, 2021), le deuil d'enfant est reconnu comme le plus éprouvant par son intensité et la douleur de la peine.[22]

1.4 Le deuil peut se voir entravé et « se compliquer »

La trajectoire temporelle du deuil peut se trouver bloquée par la durée de l'état dépressif réactionnel, voire lorsque le processus de deuil est retardé.[23] Mais aussi parce que son évolution peut être encombrée par la réactivation d'autres deuils qui n'ont pas pu être assimilés et qui mettent à l'épreuve les capacités d'adaptation de la personne.[24] De ce fait, la dynamique réparatrice du deuil peut se transformer en situation pathologique.

D'un point de clinique, le deuil compliqué a été officiellement reconnu dans les deux modèles principaux de la classification internationale des troubles mentaux, dans le *Diagnostic and Statistical Manuel of Mental Disorders* (DSM) de l'American Psychiatric Association (APA) et dans la classification internationale des maladies (CIM) de l'Organisation mondiale de la Santé (OMS).

Dans la 4e et 5e édition du DSM — (DSM-4 et DSM-5) — le deuil compliqué entre dans les troubles de l'humeur. Pour le DSM-5, en 2013, la fréquence et l'intensité des

---

22 Hanus M. (sous la direction de). 2006. *La mort d'un enfant, fin de vie de l'enfant, le deuil des proches*, Paris, Vuibert.

Davies R. 2004. New understandings of parental grief: literature review, *J Adv Nurs*,46(5):506-13.

23 Parkes CM, Weiss R. 1983. *Recovery from bereavement.* New York: Basic Books.

24 Hanus M. 2006. Deuils normaux, deuils difficiles, deuils compliqués et deuils pathologiques, *Ann Méd-Psychol Rev Psychiatr,* 164 (4): 349-56

symptômes sont même considérées comme pathologiques au-delà de 2 mois du décès tandis que pour sa révision, en 2022, le DSM-5-TR crée une catégorie spécifique pour le « Prolonged Grief Disorder » lorsque l'intensité et la fréquence des symptômes dépassent un an. De son côté, la CIM-10 (1993) fait apparaître le deuil dans les troubles de l'adaptation, et non pas dans les troubles de l'humeur. Mais la CIM-11, de 2018, appliquée en 2022, crée également la catégorie du « Prolonged Grief Disorder » lorsque ces symptômes dépassent 6 mois.

Dans les deux cas, une forme de deuil compliqué apparaît avec le « trouble du deuil prolongé ». Toutefois, cette classification parmi les troubles mentaux et la pathologie fait débat, car les critères diagnostiques ne sont pas jugés satisfaisants pour distinguer un deuil prolongé d'un deuil normal intense et pour les confusions qu'elle introduit face à un processus de rétablissement considéré comme réparateur et ordinaire.[25] En particulier parce qu'il incite à la médication avec des antidépresseurs ou à sa psycho-pathologisation. En 2012, un éditorial de l'éminente revue médicale *The Lancet*[26] s'insurge contre le projet d'une telle catégorisation considérant que :

« Le deuil est associé à des effets néfastes sur la santé, tant physique que mentale, mais les interventions sont mieux ciblées sur les personnes les plus à risque de développer un trouble ou celles qui développent un deuil compliqué ou une dépression, plutôt que pour tous. [...] Le deuil n'est pas une maladie ; il est plus utile de le considérer comme faisant partie de l'être humain et comme une réponse normale à la mort d'un être cher. Il est inapproprié de fixer un délai pour le deuil — DSM-5 et CIM-11, veuillez en prendre note. Occasionnellement, un trouble du deuil prolongé, ou une dépression se développent, ce qui peut nécessiter un

---

25 Beroud J, Ferry M, Henzen A, Sentissi O. 2014. Deuil, évolution conceptuelle et nouvelles définitions, *Rev Med Suisse,* 10 : 565-8

26 Living with grief, *The Lancet,* 18 février 2012. https://doi.org/10.1016/S0140-6736(12)60248-7

traitement, mais la plupart des personnes qui vivent le décès d'un être cher n'ont pas besoin d'être traitées par un psychiatre ou même par un médecin. Pour ceux qui sont en deuil, les médecins feraient mieux d'offrir du temps, de la compassion, du souvenir et de l'empathie, plutôt que des pilules. »[27]

Cet éditorial du *Lancet* rappelle tout particulièrement combien la précarité psychique qui caractérise le processus du deuil est intimement liée, dans son évolution, à l'environnement social de la personne endeuillée. En particulier pour ce qui relève du soutien social, dont l'absence ou la faiblesse ne peuvent que l'entraver, voire l'aggraver.

C'est notamment la fonction des rituels partagés qui entourent la mort avec un ensemble d'actes et de comportements qui formalisent la séparation, qui aident à la reconnaître et à accepter la réalité de la disparition. Comme l'écrit l'anthropologue Louis-Vincent Thomas (1975) dans son ouvrage de référence, « Anthropologie de la mort » : *« Le rituel ne prend en compte qu'un seul déterminant : l'homme vivant, individu ou communauté ; sa fonction est de guérir ou de prévenir, fonction qui revêt d'ailleurs de nombreux visages : déculpabiliser, réconforter, revitaliser [...] Le rituel de mort serait en réalité un rituel de vie. »*[28] Les rituels permettent aux vivants de continuer à vivre.[29] Les

---

27 *«* Bereavement is associated with adverse health outcomes, both physical and mental, but interventions are best targeted at those at highest risk of developing a disorder or those who develop complicated grief or depression, rather than for all [...] Grief is not an illness; it is more usefully thought of as part of being human and a normal response to the death of a loved one. Putting a timeframe on grief is inappropriate—DSM-5 and ICD-11 please take note. Occasionally, prolonged grief disorder or depression develops, which may need treatment, but most people who experience the death of someone they love do not need treatment by a psychiatrist or indeed by any doctor. For those who are grieving, doctors would do better to offer time, compassion, remembrance, and empathy, than pills. *»*

28 Thomas, 1996, p. 37

29 Reboul, P. 2020. La place des rituels dans le processus du deuil, *Jusqu'à la mort accompagner la vie*, 140 (1): 5-7

processus du deuil sont fortement influencés par les pratiques rituelles et les croyances culturelles.[30]

Si bien, que pour souligner l'importance du soutien et du partage social lors d'un décès, Thomas conclut « *qu'il n'y a de mort vraie que socialement reconnue.* »[31]

Dans la société contemporaine occidentale, la mort a progressivement reflué de l'espace public vers les espaces de soins, dans les établissements de santé. 80 % des décès y ont lieu en France.[32] Ce sont les professionnels de santé qui sont en première ligne dans l'accompagnement des mourants et de la mort à laquelle doivent faire face leurs proches. Ce reflux conduit à l'appauvrissement des rites, de leur fonction soutenante et régulatrice pour les vivants dans l'espace public partagé. D'autant plus que cet appauvrissement dans la société occidentale contemporaine est accentué par la perte d'influence du religieux qui fournit toujours un cadre rituel contenant susceptible de répondre et d'accompagner les besoins des vivants face aux processus mobilisés dans le deuil.

Ces aspects n'en sont que plus prégnants dans le cas du deuil périnatal où les soignants tiennent presque une place exclusive.

---

30 Casarett DJ, Kutner JS, Abrahm JL. 2001. Life after Death: A Practical Approach to Grief and Bereavement, *Annals of Internal Medicine*, 134: 208–215

31 Thomas, 1975, p. 52

32 INSEE. 2019. Les décès en 2018. Rapport. https://www.insee.fr/fr/statistiques/4204068

Partie 2
Contexte et approche conceptuelle du deuil périnatal

2.1 Un deuil pas comme les autres, particulièrement complexe

De toutes les morts, la mort périnatale est la plus singulière, écrit l'anthropologue Catherine Le Grand Sébille[33] : *« Rien de ce qui s'applique à la mort à l'issue d'une existence ne semble vraiment correspondre à ces morts bien avant l'heure, avant même, parfois, de naître. Comment, en effet, célébrer le mort pour lequel il n'existe quasiment aucune trace matérielle de son passage chez les vivants ? »*

L'incertitude des rituels susceptibles d'accompagner cette mort témoigne de sa singularité. Le deuil périnatal a des caractéristiques distinctives qui sont liées à la qualité de la perte : celle, pour les parents, d'un enfant en devenir, perdu *in utero*, à la naissance ou peu de temps après la naissance. Il s'inscrit dans la trajectoire attendue pour tout deuil, mais il est particulièrement ardu en raison de sa complexité qui tient au cumul de difficultés spécifiques. C'est, notamment, la difficulté liée à la nature de la mort lorsque toute reconnaissance d'une « mort vraie » dépend étroitement de sa reconnaissance sociale et du soutien apporté.

De ce fait, les deux difficultés majeures du deuil périnatal concernent le statut de la perte et de façon indissociable sa reconnaissance concrète, à la fois pour les parents et pour la société. Reconnaître un statut pour la perte c'est en même temps confirmer ce qui a existé et qui a été perdu ainsi que l'expérience et le vécu douloureux qu'elle provoque. La difficulté de reconnaissance du statut de la perte peut expliquer le fait que le deuil périnatal ait pu rester de l'ordre du tabou malgré ses effets potentiellement dévastateurs sur la vie des parents et de la famille ; que ce soit à court terme, à moyen terme, pour la ou les grossesses d'après, voire à long

33 Le Grand-Sébille C, Morel MF, Zonabend F.1998. *Le fœtus, le nourrisson et la mort*, Paris, L'Harmattan, p.18

terme, dans ses répercussions transgénérationnelles, comme le montrent certaines recherches.

2.2 Le statut de la perte

Le terme « périnatal » est devenu courant dans la littérature médicale et scientifique internationale. En tant qu'adjectif, composé de « péri » et de « natal », il renvoie à la période qui précède, accompagne ou suit immédiatement la naissance.[34] Selon le contexte, cette période en amont de la naissance circonscrit un périmètre plus ou moins étendu. Dans son acceptation la plus large, le deuil périnatal s'adresse à toutes les formes de pertes périnatales, même les plus précoces, comme c'est le cas pour les fausses couches du premier trimestre de grossesse ou les interruptions volontaires ou médicales de grossesse, y compris pour des réductions embryonnaires ou des grossesses extra-utérines. La littérature internationale consacrée aux pertes périnatales rassemble sous ce terme lesdites fausses couches précoces et tardives, jusqu'à 22 SA[35] ou 500 gr de poids de naissance, les pertes fœtales au-delà de ces seuils ainsi que les décès néonataux jusqu'à 28 jours de vie.

Ces critères de délimitation correspondent à des seuils de viabilité fixés par l'OMS.36 Ils sont mobilisés dans les travaux internationaux afin de pouvoir comparer des groupes identiques. Les pertes fœtales, notamment, recouvrent la catégorie des mort-nés, c'est-à-dire celle des « stillbirths » dans la littérature anglaise scientifique.

---

34 Jean Bernard l'utilise pour la première fois dans un article de la revue *Les temps modernes*. 1952, 83: 532

35 La grossesse est comptée en semaines d'absences de règles, semaines aménorrhées (SA). Le terme d'une grossesse est de 41SA.

36 Les critères du seuil de viabilité ont été sensiblement abaissés suite aux progrès techniques et scientifiques de la médecine. Actuellement, il est possible d'aider à vivre des enfants très prématurés ou de très faible poids. Jusqu'en 1977, l'OMS avait établi ces seuils de viabilité à 28 SA (176 jours de grossesse) ou 1000 gr de poids de naissance. Ils ont été abaissés en 1977 à 22 SA (154 jours de grossesse) ou 500 gr de poids de naissance.

Suivant cette catégorisation, le statut d'enfant mort-né n'apparaît qu'au-delà de 22 SA ou 500 gr de poids de naissance. En dessous de ces seuils, les termes utilisés avec « fausse couche », voire « grossesse arrêtée », se réfèrent à l'événement qui affecte la grossesse plutôt que celui de son objet. L'idée de la mort et du statut de la perte périnatale est effacée alors que dans le cas des fausses couches précoces et tardives, c'est bien un enfant qui est attendu par les parents même lorsque ses contours sont encore flous et que son devenir est inférieur au seuil de viabilité accepté.

2.3 La reconnaissance et le soutien social

En fonction de l'âge de la grossesse, un écart considérable peut naître entre ce que représente cette perte pour les parents et les représentations qu'elle prend pour l'environnement médical et social. Pourtant, sans reconnaissance apportée par les autres, qu'ils soient proches ou non, la valeur et le statut de ce qui a été perdu, ainsi que les bouleversements et l'épreuve auxquels les parents sont confrontés, restent cantonnés au silence, voire déniés, avec l'effacement ou la banalisation de l'impact de l'événement. Or, la reconnaissance conditionne le soutien social. Le processus de deuil s'en trouve lourdement entravé puisque le déni de ce qui a été perdu est en même temps la négation de ce qui a existé.

Cette épreuve n'est pas moindre dans le cas des pertes périnatales qui surviennent au-delà des seuils de viabilité. Car, même dans ce cas, pour ces enfants décédés *in utero* ou à peine né, qui n'ont jamais vécu au domicile des parents, leur existence reste fugitive pour les proches et pour l'environnement social. La reconnaissance de la réalité de la perte peut s'en trouver plus facilement escamotée ; et avec elle le soutien social.

Sans compter que le décès de petits enfants confronte toute reconnaissance individuelle ou sociale à l'imaginaire d'une perte « impensable »[37], tant sa violence est grande, lorsque la mort se substitue à la vie dans la naissance et qu'elle renverse l'ordre naturel et générationnel dans lequel s'inscrit toute existence humaine.[38]

Cette situation est rendue encore plus complexe pour les parents par le fait qu'eux-mêmes ne disposent que de peu de souvenirs ou de vécus partagés avec leur enfant et qu'ils risquent, de ce fait, avant tout d'être fortement confondus avec l'imaginaire et le rêve. Car, le prérequis de tout deuil suppose d' « avoir connu » auparavant dans la réalité ce qui a été perdu. C'est une condition indispensable pour permettre le deuil périnatal.[39] L'enfant imaginaire, attendu et porté par le monde interne, peut rester confondu avec l'enfant réel qui a disparu dans le monde externe, sans qu'il soit possible d'intégrer sa perte. La question d'avoir réellement perdu peut tarauder l'imaginaire et la souffrance d'autant plus qu'il ne reste aucune trace de son existence corporelle. Cette situation se complique également avec le devenir du corps puisque la crémation d'un tout petit, pratiquée dans 80 % des cas de funérailles, ne laisse pas de cendres humaines, soit aucune trace. Si bien qu'il ne reste rien de lui, à part le médaillon en porcelaine, souvent proposé pour accompagner la crémation.[40] C'est pourquoi le deuil périnatal peut renvoyer au deuil « infaisable » dans la mesure où il est difficile de se représenter ce qui est perdu et de prendre en considération la perte réelle survenue lorsqu'il reste peu de traces qui attestent de son existence passée.[41]

---

37 Soubieux MJ. 2014. Le deuil périnatal, un impensable à penser, *Le Carnet PSY*, 185 (9): 22-24

38 Soubieux MJ. 2010. *Le deuil périnatal.* Paris, Fabert, coll. Yapaka.be

39 Delaisi de Parseval G. 1997. Les deuils périnataux, *Études*, 387 (5) : 457-66

40 Dumoulin M, Picard H. 2007. Le tout petit et la crémation, *Études sur la mort*, 132 (2): 55-64

41 Soubieux MJ. 2008-2013. *Le berceau vide*, Paris, Eres.

D'autres contextes de deuils « impossibles » illustrent cette situation comme c'est parfois le cas pour la disparition d'enfants dont la dépouille n'est pas retrouvée.[42] De fait, le corps sert de support à la pensée pour parvenir à faire son travail de séparation et se résigner à reconnaître la perte dans la réalité. Le deuil périnatal peut ressembler à ce deuil indicible de l'imaginaire, porteur des espoirs de tout ce qui avait été projeté, sans qu'il soit possible d'y renoncer.

2.4 Les achoppements du deuil périnatal

La complexité et les difficultés spécifiques de l'évolution du deuil périnatal expliquent en grande partie les achoppements qui peuvent l'entraver dans nos sociétés occidentales : entre une souffrance qui peine à être apaisée et une situation qui relève d'un deuil compliqué par ses manifestations.

2.4.1 L'intérêt des travaux récents

L'absence de reconnaissance sociale conditionne le déni de la perte et l'absence de soutien. Mais elle contribue également à maintenir la « conspiration du silence »[43] et un tabou dont les études récentes rendent compte, comme avec celle du *Lancet* de 2011.[44] Depuis les dix dernières années, les travaux concernant le deuil périnatal se sont aussi considérablement multipliés pour mieux comprendre les répercussions et les complications de son évolution sur la santé physique et mentale des parents, du couple et de la famille ainsi que pour évaluer les besoins des parents et le travail des soignants dans ce contexte. Sur les dix dernières années, avec une pointe depuis 2018, cet intérêt de la recherche est objectivé sur la

---

42 Poretti M. 2013. *Au seuil du deuil ? Les familles d'enfant disparus à l'épreuve de l'incertitude. Revue de la littérature scientifique.* Rapport fondation Sarah Oberson. Suisse.

43 Hanus M. 2001. Le deuil de ces tout-petits enfants, *Études sur la mort*, 119 (1) : 15

44 op. cit.

base de recherche PUBMED, par exemple, par les graphiques suivants qui témoignent de la publication d'articles en anglais comprenant :

- d'une part les termes « perinatal bereavement » :

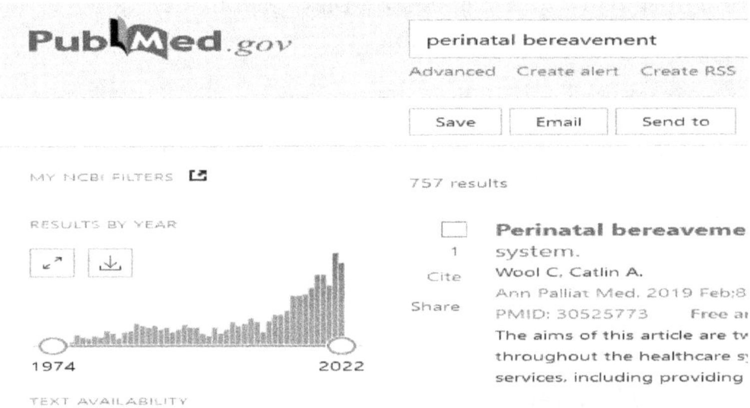

- <u>d'autre</u> part les termes « perinatal bereavement care » :

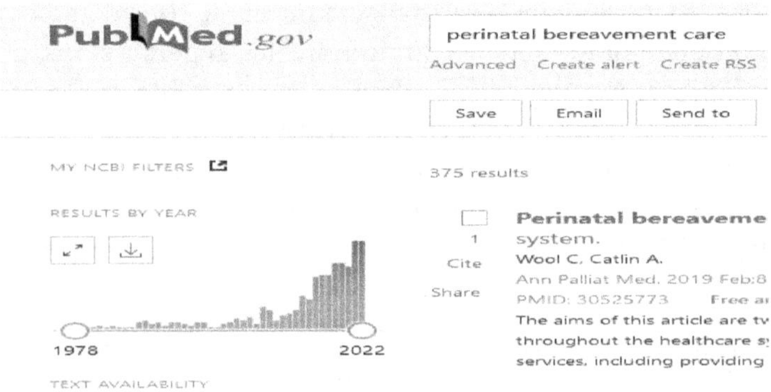

De même, avec les termes « perinatal bereavement care midwifery », les recherches concernant le deuil périnatal et la pratique sage-femme apparaissent nettement plus importantes depuis 2018, comme le montre ce graphique.

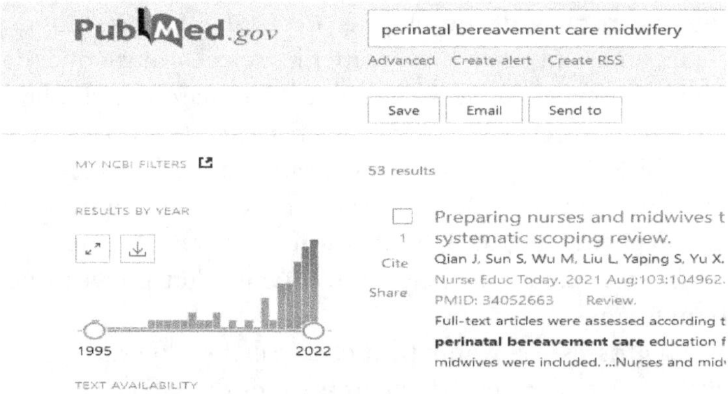

Par contre, sur PUBMED, avec les termes français « deuil périnatal », 16 articles seulement sont retrouvés depuis 2018, dont 9 rien que pour l'année 2019. Aucun n'est retrouvé concernant le deuil périnatal et la pratique sage-femme. Sur les archives ouvertes HAL et le portail CAIRN.info, à peine une vingtaine de publications concernent le « deuil périnatal » sur les dix dernières années alors que cinq d'entre elles sont relatives à des cas cliniques.

2.4.2 Au premier plan : Des symptômes de stress post-traumatique, dépressifs, d'angoisse, d'anxiété

Un antécédent de perte périnatale peut être considéré comme prédicteur de la constitution de symptômes de stress post-traumatiques (SSPT).[45] Une revue de la littérature internationale récente de 2021 identifie des symptômes d'anxiété et de dépression beaucoup plus élevés chez les femmes ayant un antécédent de perte périnatale comparé à celles qui n'en ont pas.46 Ces femmes ont quatre fois plus de risque de développer des symptômes dépressifs et sept fois plus de risques de développer des SSPT[47] ; mais aussi des symptômes anxieux beaucoup plus élevés ainsi que de la phobie sociale.[48] Une autre enquête remarquée, publiée en 2015 dans la revue *Paediatric and Perinatal Epidemiology,* montre que 17,6 % des 272 femmes, ayant accouché d'un enfant mort-né, souffrent de dépression encore deux années après cet événement. En comparaison en souffrent seulement 1,9 % des 522 femmes ayant accouché d'un nouveau-né en bonne santé.[49]

La grossesse suivante peut être également marquée par des symptômes d'anxiété, de dépression et de SSPT ainsi que de plus de difficultés dans la construction des liens d'attachement.[50]

---

45 Krosch DJ, Shakespeare-Finch J. 2017. Grief, traumatic stress, and posttraumatic growth in women who have experienced pregnancy loss, *Psychol Trauma,* 9(4): 425-33

46 Herbert D, Young K, Pietrusińska M, MacBeth A. 2021. The mental health impact of perinatal loss: A systematic review and meta-analysis, *J Affect Disord.* 297(15): 118-29

47 Gold KJ, Leon I, Boggs ME, Sen A. 2016. Depression and posttraumatic stress symptoms after perinatal loss in a population-based sample, *Journal of Women's Health*, 25(3): 263–269

48 Gold KJ, Johnson T. 2014. Mothers at Risk: Maternal Mental Health Outcomes After Perinatal Death, *Obstetrics & Gynecology,* 123 (suppl 1): 6S

49 Hogue C JR, Parker CB, Willinger M, Temple JR *and al.* 2015. The Association of Stillbirth with Depressive Symptoms 6-36 Months Post-Delivery, *Paediatric and perinatal epidemiology*, 29(2): 131-43

50 Gravensteen IK, Jacobsen EM, Sandset PM, Helgadottir LB, Rådestad I, Sandvik L, Ekeberg Ø. 2018. Anxiety, depression and relationship satisfaction in the pregnancy following stillbirth and after the birth of a live-born baby: A prospective study, *BMC Pregnancy Childbirth*, 18(1): 41

2.4.3 Le sens donné aux symptômes dans la pratique clinique

Ces recherches témoignent de symptômes durables qui impactent négativement la santé mentale des femmes confrontées à un deuil périnatal. La pratique clinique leur donne du sens avec l'identification des effets potentiellement délétères des achoppements du deuil périnatal, à court terme sur les parents et la famille, mais aussi à moyen terme, pour la grossesse d'après, ainsi qu'à long terme, dans une perspective transgénérationnelle.

Le court terme

Le processus de deuil s'intrique, en effet, avec la construction de la parentalité et des remaniements psychoaffectifs majeurs que le psychiatre Paul-Claude Racamier a rassemblés sous le terme de processus de « maternalité » pour la mère.[51] Il s'agit pour lui d'une crise d'identité comparable à celle que met en jeu l'adolescence, décrite par Erikson (1950)[52], intriquant les changements physiques, les remaniements psychiques et les nouveaux rôles et positionnements sociaux.

Mais l'impact de la perte ne touche pas que les parents. Le projet d'enfant et d'avenir est aussi celui d'un couple au sein duquel les processus du deuil seront souvent déphasés. D'autant plus que chez les pères ou le co-parent, les modalités d'expression émotionnelle et réactionnelle peuvent se révéler différentes de celle de la mère. Non seulement en raison du

---

Blackmore ER, Côté-Arsenault D, Tang W, Glover V, Evans J, Golding J, O'Connor TG. 2011. Previous prenatal loss as a predictor of perinatal depression and anxiety, *Br J Psychiatry*,198 (5): 373-8

Callister LC. 2006. Perinatal loss: a family perspective, *J Perinat Neonatal Nurs*, 20(3): 227-34

51 Racamier PC. 1978. À propos des psychoses de la maternalité, in (sous la direction de M. Soulé), *Mère mortifère, mère meurtrière, mère mortifiée*, Paris, ESF, p. 42-51

52 Erikson EH. 1950. *Childhood and society*, New York, London, W. W. Norton & Company.

caractère genré de ces modalités, mais aussi parce que la mère porte l'enfant dans sa chair, qu'il fait partie de son vécu interne, qu'il est intégré à son corps et que sa perte est une véritable perte de soi.

Les grands-parents perdent également un petit-fils ou une petite fille, là où l'inversion de l'ordre générationnel apparaît encore plus absurde, dans la mesure où ils sont les plus âgés. Il n'est pas rare non plus que la situation entre en résonance avec d'autres décès périnataux, souvent oubliés, voire cachés dans l'histoire familiale. Quant à la fratrie, s'il y a d'autres enfants, il faudra savoir trouver les mots, selon l'âge de l'enfant, pour parler de ce bébé qui n'a pas pu vivre et qui ne viendra pas à la maison avec le retour de leur mère de l'hôpital.[53]

Le moyen et long terme

La psychanalyste Selma Fraiberg (1975) avait montré comment les affects, liés à des deuils ou des abandons, pouvaient se transmettre dans le lien mère-enfant à travers le langage paraverbal des attitudes et des comportements. Elle note une possible désaffection ou des surinvestissements dans les liens avec les autres enfants. L'enfant suivant pourrait ne pas avoir sa propre place et vivre avec une sorte de fantôme. Les parents pourraient également continuer à reporter sur lui les représentations relatives à l'enfant perdu.[54] L'impérieux désir d'un autre enfant, tel « un objet de remplacement » pour éviter la souffrance liée à la perte, est connu par ce qu'il est convenu d'appeler « l'enfant de remplacement » ou de

---

53 de Mézerac I, Piton M. 2018. Deuil périnatal : un deuil aussi pour la fratrie ? *Jusqu'à la mort, accompagner la vie*, 132: 35-43

54 Fraiberg S, Adelson E, Shapiro V. 1975. Ghost in the nursery. A psychoanalytic approach to the problems of impared infant-mother relationships, *Journal of the academy of child psychiatry*, 14(3): 387-421, trad. fr.1999, *Fantômes dans la chambre d'enfants*, Paris, PUF, coll. Le fil rouge.

« substitution ».[55] Parfois né le même jour, ou portant le même prénom, il prend la place du mort, mais sera confronté, sa vie durant, à un rival invisible[56] ; parfois à la culpabilité inconsciente du survivant ou à des problématiques identitaires par le fait de se vivre trop confondu avec l'autre.[57]

Les généalogistes soulignent cette situation relativement fréquente dans leurs investigations, où certains de ces enfants sont devenus des célébrités comme Vincent Van Gogh, Camille Claudel, Salvador Dali, Rainer Maria Rilke, Hermann Hesse ou encore Stendhal.

Deuil singulier parmi tous les deuils, les travaux de Michel Hanus font état des spécificités du deuil périnatal comme des achoppements particulièrement délétères dans lesquels il peut se compliquer.[58]

L'obstétricien Pierre Rousseau (1995, 1998) a consacré de nombreux travaux à ce sujet, en raison de la fréquence des pertes périnatales qu'il estime à 30 % des grossesses initiales ; mais surtout en raison de leurs retentissements possibles sur chacun des parents, sur la fratrie et sur toute la famille, en particulier dans une perspective transgénérationnelle. En effet, selon lui, toutes ces pertes sont susceptibles d'être suivies de complications psychoaffectives dont l'importance sous-estimée conduirait à un véritable problème de santé publique. Dans une perspective moyen terme, d'autres travaux soulignent qu'un antécédent de perte périnatale semble pouvoir affecter la santé mentale du post-partum lors d'une grossesse ultérieure.[59]

---

55 Hanus M. 1982. Objet de remplacement, enfant de remplacement, *Revue française de psychanalyse*, 46 (6): 1133-47

56 Squires C. 2004. L'ombre de l'enfant non né sur la grossesse suivante, *Cliniques méditerranéennes*, 69 (1): 269-88

57 Porot M. 1996. *L'enfant de remplacement*, Paris, Frison Roche.

58 Hanus M. 2001. Le deuil de ces tout-petits enfants, *Études sur la mort,* 119 (1): 7-15

59 Reardon DC, Craver C. 2021. Effects of Pregnancy Loss on Subsequent Postpartum Mental Health: A Prospective Longitudinal Cohort Study, *Int J Environ Res Public Health,* 18(4): 2179

Ces recherches ont mis en évidence que le deuil périnatal affecte toute la famille par son retentissement sur les liens : à court terme avec la perte actuelle, à moyen terme pour le ou les enfants qui naîtront plus tard, mais aussi à long terme pour les générations ultérieures.[60] Le jeu des identifications et des transmissions, inévitablement à l'œuvre, pourra peser tout particulièrement sur une femme devenant mère, alors que, petite fille, elle faisait partie d'une fratrie touchée. Ces multiples répercussions mettent en relief l'impact psychoaffectif négatif que le deuil périnatal peut avoir potentiellement.

La dernière enquête nationale confidentielle sur les morts maternelles en France (ENCMM)[61] où les maladies cardiovasculaires sont quasiment à égalité avec le suicide dans la première année suivant la naissance, laisse entendre combien le deuil périnatal est à prendre en compte dans son impact sur la santé mentale maternelle ultérieure. Si bien qu'elle recommande dans les « leçons à retenir » :

« Une attention particulière sera portée aux situations de deuil, notamment périnatal. On doit proposer à la femme et aux parents une prise en charge avec des professionnels aguerris au deuil périnatal. L'orientation vers des associations qui accompagnent le deuil périnatal est également utile. »[62]

---

60 Rousseau P. 1995. Les pertes périnatales, la famille, les soignants et la société, *Devenir*, 7 (1) : 31-61

Rousseau P, Fierens RM. 1994. Évolution du deuil des mères et des familles après mort périnatale, *Gynecol. Obstet. Biol. Reprod*, 23:166-174

61 INSERM/SANTÉ PUBLIQUE FRANCE. Mortalité maternelle en France : mieux comprendre pour mieux prévenir. Rapport de l'Enquête nationale confidentielle sur les morts maternelles (ENCMM) 2013-2015

62 Idem, p. 95

Partie 3
L'évolution sociale face au deuil périnatal

Le constat et la compréhension des difficultés liées au deuil périnatal, ainsi que ses répercussions potentiellement délétères sur la santé mentale des femmes, des couples et de leur famille, sont devenus un véritable sujet pour les recherches actuelles. La reconnaissance de la potentialité traumatique de l'événement, des risques associés pour la santé mentale, en particulier concernant les SSPT, les troubles dépressifs et anxieux, en font aussi un enjeu pour les soins. D'autant plus qu'ils affectent la grossesse suivante et que les premiers intervenants face au deuil périnatal sont les soignants des services hospitaliers de la maternité, du diagnostic anténatal et de la néonatologie. Alors qu'ils sont également ceux qui contribuent activement aux processus de parentalisation.

3.1 Soins et processus de parentalisation

Pour les soignants, avec la femme enceinte, le fœtus est devenu un deuxième patient dont le développement n'est plus invisible et dont la vie est aujourd'hui démystifiée, surveillée et d'une certaine manière contrôlée par les professionnels.[63]

La grossesse est détectée très tôt, dès le retard de règles. Avec les moyens échographiques, l'embryon, puis le fœtus sont dévoilés et visibles. Les battements cardiaques sont visibles et audibles dès un mois de grossesse alors que dès 14 SA l'image échographique renvoie une image de bébé en miniature. Entendre, mais surtout voir, donne une réalité extérieure supplémentaire au projet d'enfant et participe à son investissement précoce par les parents, comme à la création du lien d'attachement. Dans une société de l'image et des nouvelles technologies, l'examen Doppler et l'échographie proposent aux parents une naissance « anticipée », avec une

---

63 Cesbron P. (sous la direction de) 2006. La vie d'avant la vie. L'anténatal, *Revue spirale*, n° 36, Toulouse, Eres

mise en relief des compétences précoces de l'enfant à naître. Elles nourrissent activement les processus de parentalisation.[64] D'autant plus que, dorénavant, deux tiers des grossesses sont « bien planifiées » par rapport aux grossesses « non prévues », comme l'estime l'Institut National des Études Démographiques (INED) déjà en 2007.[65]

Ce contexte contribue très tôt, pour les parents, à l'investissement d'un imaginaire d'enfant et sollicite chez les professionnels, ou le public, la reconnaissance de celui-ci à la hauteur des connaissances nouvelles. La vie de l'enfant en devenir, partagée avec sa mère dans le corps maternel, partagée dans l'intimité du couple, est aussi partagée actuellement avec les professionnels de la naissance dans les soins apportés. Lorsque la vie de l'enfant en devenir s'éteint, ils sont également les premiers à partager sa disparition par leurs interventions. Tout comme ils assistent et partagent avec eux les tout premiers temps du deuil alors qu'ils sont garants des évolutions législatives récentes qui visent à soutenir le deuil périnatal grâce à une reconnaissance à l'état civil de l'enfant perdu. Elles viennent légitimer la possibilité de funérailles tout en recommandant aux soignants eux-mêmes des pratiques allant dans le même sens, celui du soutien et de l'accompagnement du deuil périnatal.

3.2 Le cadre législatif et administratif

La législation actuelle concernant le deuil périnatal est en grande partie le fruit d'un long travail de sensibilisation mené par les parents endeuillés, parfois avec l'aide des professionnels eux-mêmes. Des groupes de soutien, d'entraides, d'actions ou de formation à destination des professionnels œuvrent depuis des années pour une

---

64 Soule M, Gourand L, Missonnier S, Soubieux MJ (sous la direction de). 2011. *L'échographie de la grossesse. Promesses et vertiges*, Toulouse, Erès, coll. L'aube de la vie.

65 Henri L, Régnier-Loilier A, Cahen F. 2007. La loi Neuwirth quarante ans après : une révolution inachevée ? *Population et Sociétés*, 439 (10): 1-8.

reconnaissance sociale du deuil périnatal et proposent des actions de soutien de la détresse parentale.[66] Tous ces efforts participent des modifications de la sensibilité sociale actuelle face au deuil périnatal.

Le cadre légal et administratif actuel en est le résultat, avec des changements majeurs intervenus dans un premier temps en 1993 et 2001, puis, dans un second temps, en 2008/2009 et 2021.[67]

Avant 1993

Du point de vue de la loi, avant 1993, la plupart des pertes périnatales passaient inaperçues. Suivant l'article 5 du Code civil, la législation a considéré pendant longtemps que la déclaration d'un enfant mort-né ou non viable n'était pas nécessaire, puisque l'octroi de la personnalité juridique suppose d'être vivant et viable et qu'elle ne peut, de ce fait, lui être attribuée. L'état civil acceptait d'enregistrer les enfants mort-nés, sous condition d'une durée présumée de la grossesse égale à 180 jours, soit 27 SA et 5 jours. Ce seuil, accepté par la loi, était supposé correspondre à la viabilité de l'enfant suite à une décision de la chambre criminelle de la Cour de cassation du 7 août 1874 qui est restée valable jusqu'en 1993 : *« ...l'enfant n'est réputé viable qu'après un minimum de 180 jours de grossesse ou 6 mois de gestation ; que l'être qui vient au monde avant ce terme, privé non seulement de la vie, mais des conditions organiques indispensables à l'être, ne constitue qu'un produit innommé et*

66 Ce sont, notamment, des associations avec des antennes réparties sur le territoire national : AGAPA : www.agapa.org ; SPAMA: www.spama.asso.fr ou encore l'association NOSTOUTPETITS: www.nostoutpetits.fr L'association Petite Emilie, à Paris, est dédiée tout particulièrement au deuil consécutif à une IMG. Elle intervient également auprès des professionnels de la Caisse d'Allocations Familiales (CAF) et des services funéraires : www.petiteemilie.org

67 Les associations dédiées au deuil périnatal proposent des tableaux récapitulatifs de ces changements de droits.

non un "enfant", dans le sens que le législateur a attaché à cette expression... »[68]

Sans mots pour les « nommer », sans forme d'inscription juridique, sans considération pour le destin des corps, sans droits et sans reconnaissance assortis pour les parents, la majorité des morts périnatales n'était traitée légalement autrement qu'un fait biologique parmi d'autres. En effaçant ce qu'elles représentent pour les parents réellement, le contexte juridique ne pouvait qu'entraver les processus liés au deuil périnatal. Cette non-reconnaissance sociale de la mort périnatale aggravait leur souffrance comme leurs propres difficultés à la reconnaître et l'intégrer, individuellement, selon une réalité et une existence qu'ils ont connues, mais dont il faut se séparer. Or sans reconnaissance de la perte, l'engagement dans le deuil n'est pas possible.

1993-2001

À partir de 1993[69] l'enregistrement à l'état civil d'un enfant décédé avant la déclaration de naissance n'est plus conditionné par le seuil des 180 jours de grossesse, mais par la viabilité pour des seuils fixés par une circulaire additionnelle. Elle se réfère aux seuils de viabilité fixés par l'OMS, soit au moins 500 gr de poids de naissance ou 22 SA. Au-delà des seuils fixés, l'enfant né mort peut-être inscrit au registre des décès avec l'établissement d'un « acte d'enfant sans vie. » L'enfant né vivant, et réputé viable avant de décéder, aura, de ce fait, un acte de naissance et un acte de décès si un certificat médical a été dressé en ce sens.

En 2001,[70] une circulaire vient préciser les modalités d'enregistrement à l'état civil, mais surtout réglementer le

68 Assemblée nationale, Proposition de loi du 7 mars 2008 n° 761, concernant la procédure d'inhumation des enfants mort-nés.

69 Loi n° 93-22 du 8 janvier 1993 (article 79-1 du Code civil) et circulaire du 22 juillet 1993 modifiant le Code civil relatif à l'état civil.

70 Circulaire n° 2001 - 576 du 30 novembre 2001

devenir des corps et leur traitement. Cependant, rien n'est prévu dans la loi en dessous de ces seuils, où les pertes périnatales advenues sont toujours qualifiées de « pièces anatomiques », de « débris humains », de « déchets hospitaliers » promis à l'incinération.

2008/2009 - 2021

C'est par une circulaire de 2009 [71]que la notion de « seuil de viabilité » est abrogée au profit de l'accouchement attesté, y compris pour un âge gestationnel très précoce, néanmoins en dehors du cadre légal de l'interruption volontaire de grossesse (IVG). Ce changement intègre les évolutions du cadre juridique de 2008,[72] qui souhaitait répondre à la douleur de trois familles confrontées à un deuil périnatal et dont la situation avait fait jurisprudence en Cour de cassation. Par-là, le législateur *« a ainsi résolu une contradiction insupportable entre d'une part, les évolutions techniques et médicales qui permettent très tôt, au cours de la grossesse, une représentation très précise, tant visuelle par l'échographie, que sonore par Doppler, de la vie du fœtus, et d'autre part la non-prise en compte de la réalité de cette existence en raison d'un vide juridique. »*[73]

Cette circulaire notifie également la réglementation du devenir des corps, ainsi que les conditions d'établissement, très précises, du certificat d'accouchement que doit établir le praticien, sage-femme ou médecin.[74]

---

71 Circulaire n° 182 du 19 juin 2009 et décret du 20 août 2008 relatifs à l'état civil des enfants décédés avant l'enregistrement à l'état civil.

72 Décrets 2008-800 et 200-798 du 20/08/08, relatifs à l'application du second alinéa de l'article 79-1 du Code civil précisant qu'un certificat médical d'accouchement est délivré pour tout accouchement spontané ou provoqué pour raison médicale, en dehors de la fausse couche précoce et de l'IVG. Ils concernent, de ce fait, aussi, l'interruption médicale de grossesse (IMG).

73 Assemblée nationale, op. cit.

74 Formulaire Cerfa n° 13773*01 : Certificat médical d'accouchement en vue d'une demande d'établissement d'un acte d'enfant sans vie.

Ainsi depuis 2009, le deuil périnatal est reconnu sous le signe d'une inscription et d'une régulation sociale sans précédent à travers les changements législatifs intervenus pour répondre à « *la détresse des parents endeuillés, suite à la perte, durant la grossesse, de leurs bébés nés avant vingt-deux semaines d'aménorrhée ou pesant moins de cinq cents grammes.* »[75] Ces dispositions légales sont compassionnelles puisqu'elles n'emportent aucun effet de droit alors qu'elles se veulent indispensables pour *« harmoniser sur l'ensemble du territoire national une procédure respectant la dignité d'une vie interrompue fut-elle en devenir, et aider tous les parents confrontés à cette épreuve à mieux la surmonter. »* Leur adoption a été motivée par le souci d'accompagner les parents dans leur deuil grâce à l'individualisation juridique de l'enfant perdu puisque « *L'établissement d'un acte d'enfant sans vie permet tout d'abord aux parents de faire jouer à l'état civil, son rôle symbolique (trace de l'existence de leur enfant, individualisation de celui-ci) [...] Il permet l'attribution d'un ou plusieurs prénoms [...] En revanche, le nom patronymique de l'enfant n'est pas porté sur l'acte. L'acte d'enfant sans vie ne permet pas d'établir juridiquement le lien de filiation de l'enfant (puisque dans la conception traditionnelle, critiquée en doctrine, la filiation ne peut être établie que pour l'enfant qui a la personnalité juridique et qui est donc né vivant et viable), mais il désigne les parents "les père et mère" aux termes de l'article 79-1 alinéa 2 du Code civil.* »[76]

D'autre part, jusqu'en 2008/2009 l'établissement d'un acte d'enfant sans vie donnait accès à certains droits sociaux soumis au seuil de viabilité fixés par l'OMS, 500 gr de poids de naissance ou 22SA ; en particulier pour l'attribution du congé de maternité et paternité, le droit à une protection contre le licenciement pendant ce congé, et à la reprise du travail, ainsi que le droit à la majoration du montant de l'assurance vieillesse. Bien qu'un acte d'enfant sans vie puisse

75 Assemblée nationale, op. cit.
76 Idem

être établi grâce à un certificat médical d'accouchement pour toute perte périnatale, en dehors du cadre de l'interruption volontaire de grossesse et de la fausse couche précoce, ces droits restent actuellement soumis aux seuils précédemment fixés par l'OMS alors que l'inscription à l'état civil et l'organisation de funérailles sont désormais possibles.

Depuis décembre 2021, une modification du Code civil[77] est venue renforcer certains droits des parents d'un enfant né sans vie. S'ils le souhaitent, elle leur accorde la pleine identification de l'enfant, par l'octroi d'un ou de plusieurs prénoms, mais aussi d'un nom. Cette identification n'est pas attachée à la personnalité juridique et n'est pas soumise aux contraintes du droit commun.[78] La mesure est encore une fois compassionnelle. Car, si l'acte d'enfant né sans vie n'emporte, par lui-même, aucun effet juridique, la naissance de cet enfant, établie par le certificat d'accouchement, continuera de produire ses effets au profit des parents, que ce soit par le renforcement symbolique du rôle joué par l'état civil dans l'accompagnement de leur deuil ou que ce soit pour l'accès aux droits sociaux qui restent soumis à des conditions propres, les seuils de viabilité fixés, 500 gr de poids de naissance ou 22 SA.

3. 3 L'évolution des pratiques soignantes

Les pratiques soignantes sont indissociables des changements sociaux intervenus. Les soignants sont au premier plan dans le partage de la grossesse, et de son évolution, avec l'enfant en devenir attendu par les parents. En France, ce sont les travaux pionniers de la médecin en

77 Loi n° 2021-1576 du 6 décembre 2021, complétant l'article 79-1, alinéa 2 du Code civil.

78 Supiot E. Vers une pleine individualisation de l'enfant né sans vie, 10 décembre 2021, *Dalloz actualités, le quotidien du droit.*

pathologie maternelle et fœtale, Maryse Dumoulin (1994),[79] à la maternité Jeanne de Flandres, à Lille, qui auront initié d'autres comportements dans les pratiques professionnelles ; que ce soit vis-à-vis de l'enfant mort ou face à la prise en charge du deuil périnatal. Ce, avant même qu'elles ne soient légalement recommandées.

La circulaire du 19 juin 2009, dans son article 5-3 indique que « *Le personnel soignant veillera à proposer, sans imposer, un accompagnement facilitant le travail de deuil* ». Elle recommande aux établissements de santé des modalités d'accompagnement du deuil périnatal *« pour créer les conditions d'un suivi personnalisé et continu des parents confrontés au deuil périnatal. »* Tandis que ces modalités sont détaillées dans l'Annexe 1, la circulaire en donne les *« principes fondamentaux. »* C'est-à-dire *« l'information et l'association systématique des parents aux décisions concernant leur enfant ; la coordination nécessaire entre les différents partenaires et les parents ; l'écoute, la disponibilité et le soutien ; la délivrance de conseils et l'accompagnement dans les démarches administratives »*. La circulaire recommande également une prise en charge respectueuse du corps, et de son devenir, par les soignants, ainsi que la nécessité, pour eux, de pouvoir être formés et sensibilisés à cette prise en charge et de bénéficier d'outils adaptés.

Ainsi, dès 15 SA, en dehors d'être garants de la possibilité de nommer et de « prénommer pour faire exister »[80] l'enfant sur le livret d'état civil, en dehors de l'obtention des droits sociaux s'y référant, les soignants ont une mission de prévention auprès des parents dans l'accompagnement du deuil. En ce sens, les interactions immédiates avec l'enfant sont à privilégier, afin de lui donner une réalité perceptible. Les parents pourront voir et toucher l'enfant mort, s'ils le

79 Dumoulin M. 1994. *Le mort-né est-il considéré comme une personne humaine par les soignants de la maternité ?* DEA d'Éthique Médicale et Biologique. Université René Descartes, Paris V.

80 Charrier P, Clavandier G. 11 décembre 2013. Prénommer pour faire exister. Le prénom sous le prisme de la naissance, colloque INED, *Noms et prénoms : établir l'identité dans l'empire du choix*, INED, Paris.

souhaitent. Le tout-petit lavé et habillé est présenté aux parents de la même façon que l'enfant vivant, dans les bras du soignant. Des photos, une empreinte de pied ou de main sont prises. Le poids de naissance et la taille sont individualisés. Des bracelets de naissance sont donnés aux parents, éventuellement une mèche de cheveux peut être gardée. L'expression de rituels laïques ou religieux doit également être encouragée.

Tout doit être fait pour humaniser le tout-petit dans sa présentation aux parents, pour apporter des preuves de son existence, matérialiser sa perte et accumuler des souvenirs[81] en espérant, par-là, favoriser le travail de deuil. Les soignants sont à la fois témoins de l'existence sociale de l'enfant, ainsi que les premiers partenaires d'une *« mentalisation de la perte [qui] relie le social à l'affectif »*[82] où se joue une réelle prévention des complications du deuil.

Dans les maternités ayant un centre pluridisciplinaire de diagnostic prénatal (CPDPN),[83] les soignants sont convoqués à anticiper le deuil périnatal, dans leurs pratiques professionnelles, dès le diagnostic et l'annonce d'un handicap chez l'enfant. Dans ce cas, une circulaire de 2002, non publiée au Journal officiel,[84] donnait des recommandations précises quant au *« soutien et l'accompagnement des parents »* bien avant la naissance, et quelle qu'en soit l'issue, en soulignant

---

81 Schalck C. 2017. De la subversion de la mort en maternité par les soignants : entre humanité et créativité (sous la direction de G. Amado, JP Bouillaud, D. Lhuilier, AL. Ulmann), *La créativité au travail*, Toulouse, Erès, coll. Clinique du travail, p. 161-74

82 Bacqué MF. 2002. *Apprivoiser la mort. Psychologie du deuil et de la perte*, Paris, Odile Jacob, p. 269

83 Depuis 1994, et la loi dite de bioéthique, les spécialistes en médecine fœtale sont regroupés dans des centres pluridisciplinaires de diagnostic prénatal, à but non lucratif. Loi n° 94-653 du 29 juillet 1994 relative au respect du corps humain, dite loi de bioéthique, modifiée en 2011 et 2013.

84 Circulaire DHOS/DGS/DGAS, n° 2002-239, du 18 avril 2002 relative à l'accompagnement des parents et à l'accueil de l'enfant lors de l'annonce pré et postnatale d'une maladie ou d'une malformation.

notamment combien lorsqu'*« une interruption médicale de grossesse est réalisée, le travail de deuil ne peut s'appuyer que sur une réalité donnée à l'enfant. »* Dans le cadre de l'interruption médicale de grossesse, au sein des maternités ayant des CPDPN et réalisant des IMG, cet accompagnement des parents s'inscrit autant dans les soins que dans l'organisation de travail et les protocoles mis en place, sur l'ensemble de la trajectoire de l'IMG, depuis l'annonce du handicap, jusqu'à la sortie de la maternité.

Toutefois, pour les soignants, l'accompagnement des parents dans le deuil périnatal les conduit inévitablement à être confrontés, à chaque fois, à un « décès », même pour des tout petits termes de grossesse, ne serait-ce que dans le face-à-face avec la douleur des endeuillés. Non seulement la conscience de la mort est fortement sollicitée, mais il faut s'occuper également, au travail, d'un petit mort, par des soins surtout à charge des sages-femmes. Tout comme il s'agit d'officier auprès des parents à travers une forme de ritualisation des pratiques, qu'il est difficile d'exécuter, malgré tout, tel un protocole de soin à remplir, *a fortiori* quand la participation de toute l'équipe de soin est demandée, afin qu'elles soient rendues possibles. C'est pourquoi la circulaire de 2009 insiste tout particulièrement sur la nécessité de formations spécifiques et régulières pour l'ensemble des professionnels qui participent à l'accompagnement du deuil périnatal.

Non seulement, elles devraient permettre aux soignants d'acquérir une indispensable *« culture commune »* pour y faire face, mais elles devraient aussi les aider dans toutes les difficultés rencontrées ainsi que dans les nouvelles formes de coopération à créer, entre soignants et parents, comme entre soignants.

Partie 4
Quels relais pour accompagner les parents à la sortie de l'hôpital ?

Toutefois, si au sein des maternités l'évolution des pratiques et des coopérations interprofessionnelles, doit permettre de proposer, dans la continuité, un réel soutien aux parents dans leur deuil, il n'en est plus de même dès leur sortie de l'hôpital.

4.1 Le retour à domicile, un vide sidéral

Quelle que soit la manière dont la perte est survenue, sans autres complications, la sortie d'hospitalisation est quasiment toujours anticipée sous 24 heures après l'accouchement. Elle ajoute à la rupture des liens avec l'enfant, une forme de rupture de liens avec les soignants, alors qu'ils ont partagé son existence et sa courte histoire dans le suivi de la grossesse et des soins. Même si une consultation est prévue à distance, un réel suivi postnatal de la mère et des parents est quasi inexistant, puisqu'il n'y a pas d'enfant.

Le retour à domicile ne prévoit pas le passage d'un professionnel de santé comme c'est le cas pour un enfant vivant. La mère n'y reçoit pas de soins et de conseils adaptés, en continuité avec le prénatal, fournis par une sage-femme, pour favoriser la récupération corporelle après la grossesse et l'accouchement. Ce sont des problématiques diverses qui s'intriquent avec le vécu de la perte du tout petit, de son absence, sous le signe de l'ambivalence, entre la détresse et la douleur qui le rappelle. Même avec un traitement bloquant, dès 16 SA, les seins peuvent devenir tendus, gonflés, douloureux et donner du lait transitoirement, suscitant tantôt du réconfort par le lien avec le tout petit perdu, tantôt encore plus d'accablement.

L'absence des professionnels de santé, c'est l'absence de pédiatre, de médecin généraliste, de sage-femme, de puéricultrice, de visite à la PMI (Protection Maternelle et

Infantile). C'est encore l'absence d'activités de soins partagés avec les professionnels de santé ou d'activités d'éveil et de socialisation dans la rencontre avec d'autres parents. Mais, c'est le renvoi au vide et à l'absence dès le retour au domicile. Le tout petit était attendu dans le quotidien avec parfois déjà des aménagements concrets pour l'accueillir. Ils sont désormais inutiles. Le retour dans le quotidien entre en résonance avec un vide sinistre[85] alors que *« la souffrance est si grande qu'elle peut rendre intolérant aux autres, avec le sentiment de n'être jamais compris. »*[86]

4.2 Des recommandations pour le retour à domicile

La société périnatale d'Australie et de Nouvelle-Zélande (PSANZ) s'est pourvue d'une structure de surveillance de la mortalité périnatale et infantile commune, du prénatal au postnatal, pour surveiller les indicateurs de morbi-mortalité périnatale conjointement pour la mère et l'enfant.[87] En 2020, dans sa troisième révision, elle a élaboré 49 recommandations pour des soins respectueux et adaptés au soutien du deuil périnatal, issus de la revue des travaux actuels.[88] En ce qui concerne la sortie de la maternité :

- Sa recommandation 42 indique qu'il s'agit de trouver des réponses organisationnelles et une cohérence dans l'harmonisation des pratiques ; soit de l'annonce du handicap ou du décès jusqu'à la sortie de la maternité.

- Sa recommandation 38 préconise une sortie d'hôpital coordonnée avec des professionnels de santé qui puissent intervenir en relais et souligne que les conseils et les

85 Soubieux, op. cit.

86 Soubieux, 2010, p. 39

87 Le Royaume-Uni et les Pays-Bas se sont également dotés d'une telle structure commune. Les données en France dépendent de structures séparées.

88 Perinatal Society of Australia & New Zealand (PSANZ). Janvier 2020. *Clinical Practice Guideline for Care Around Stillbirth and Neonatal Death Third Edition* (Version 3.4).

informations écrites, dont les contacts de soutien donnés, notamment associatifs, *« ne remplacent pas la communication empathique en face à face. »*

- Sa recommandation 39 préconise au moins un appel ou une visite à domicile par un professionnel de santé qualifié après la sortie d'hôpital et l'inclusion dans un dispositif de soutien ultérieurement.

En 2012, *« les analyses des données françaises dressent un bilan inquiétant : stagnation de la mortalité périnatale en France, accrue par des inégalités sociales marquées, à l'opposé d'une baisse continue en Europe, et une sur-mortalité importante en Seine–Saint-Denis. »*[89] Elle s'élevait à 4,8 pour 1000 naissances vivantes contre 3,2 sur l'ensemble de la France métropolitaine. De ce fait, l'Agence régionale de santé Île-de-France a initié, dès 2012, un projet régional visant à Réduire la Mortalité Infantile et périnatale (RéMI)[90] centré prioritairement en Seine–Saint-Denis. Cette recherche comporte un volet épidémiologique complété par un volet anthropologique pour identifier des facteurs responsables de cette sur-mortalité. La recherche s'appuie également sur un audit qui comprend, notamment, des entretiens réalisés par une sage-femme enquêtrice auprès des mères d'enfants décédés après 22 SA *in utero, per partum*, et jusqu'à 27 jours de vie. Cet entretien est réalisé 3 semaines après le décès chez les femmes ayant accepté d'être enquêtées.

Bien que l'*« étude ne portait pas sur la prise en charge en post-partum des femmes et des familles suite à un décès, car l'accent était mis sur les facteurs de risque et les complications médicales en amont […] plus d'un tiers des femmes ont été réorientées par nos enquêtrices vers*

89 Zeitlin J. INSERM 2012. Mortalité périnatale : définitions et chiffres, in (sous la direction de D. Rotten, H. Delcroix, P. Bolot), *Mortalité et deuil périnatals,* Éditions Maternité-Périnatalité-93, p. 27

90 Réduction de la mortalité infantile et périnatale (RéMI). 2018. Les rapports, épidémiologique de l'INSERM et anthropologique de l'observatoire du Samu social.

Empathie 93[91]*, des prises en charge psychologiques, des associations, ou vers la structure de soins pour clarifier des incompréhensions. Ces résultats suggèrent 2 réflexions : l'une sur l'harmonisation des pratiques autour de l'annonce du décès et la prise en charge en post-partum immédiat qui seraient opportune à mener dans le département, l'autre autour du fait de recontacter les femmes après le décès, pourquoi pas sous forme d'une visite "au domicile". »*[92]

La recherche RéMI aboutit aux mêmes recommandations que celles préconisées par la PSANZ concernant la sortie de maternité avec l'organisation *a minima* d'un contact ou d'un suivi qui soient formulés selon le principe « d'aller vers. » Dans le champ de la périnatalité, tout particulièrement dans l'exercice de la PMI, l'utilité des visites à domicile est connue depuis longtemps. Elles font partie des spécificités de la PMI et de ses fondements, lors de sa création en 1945. La VAD permet d'« aller vers » les familles, de les rencontrer dans leur lieu de vie, d'accéder à des compréhensions contextuelles de leur situation, d'identifier les ressources et les besoins individuels ainsi que d'apporter un soutien personnalisé et participatif.[93] La visite à domicile dans le cadre du deuil

---

91 Bruniera E, Jourdan A. 2012. L'accompagnement proposé aux familles par l'équipe du Centre de PMI *Empathie 93*, in (sous la direction de D. Rotten, H. Delcroix, P. Bolot), *Mortalité et deuil périnatals*, Éditions Maternité-Périnatalité-93, p. 199-201. Empathie 93 est un dispositif du service départemental de PMI de Seine–Saint-Denis qui se rend au domicile des patientes ayant perdu un nourrisson, un bébé *in utero* ou autour de la naissance.

92 RéMI-Réduction de la mortalité infantile et périnatale en Seine–Saint-Denis. Volet épidémiologique et audit des décès périnatals et néonatals. 2018. Rapport final. Équipe de recherche en Épidémiologie Obstétricale, Périnatale et Pédiatrique (EPOPé) ; Centre de Recherche Épidémiologie et Statistique Sorbonne Paris Cité, UMR 1153, p.103

93 Bonnard A, Villetorte L. 2020. Les enjeux des visites à domicile périnatales et du travail en partenariat à la lumière de la théorie de l'attachement : de la prévention aux soins, *Périnatalité*, 2 (1): 26-34 ; Peyron M, Jacquey B, Loulergue P, Poissy C. 2019. *Pour sauver la PMI, agissons vite*, Rapport public.

périnatal permet de prendre en compte le caractère unique de la trajectoire de chaque deuil, dépendant d'un contexte précis et de l'histoire des parents.

4.3 La visite à domicile par la sage-femme en postnatal

Le centre Empathie 93, à Bobigny, en Seine–Saint-Denis, est un dispositif spécialisé et unique en France. Depuis 1982, il accompagne les familles et les professionnels touchés par une mort inattendue du nourrisson, en particulier avec des visites à domicile conjointes d'une psychologue accompagnée d'un médecin ou d'une puéricultrice. En 1999, ce dispositif est élargi aux familles ayant perdu un bébé pendant la grossesse ou autour de la naissance. Ces interventions s'inscrivent dans *« un travail global de prévention »*[94] et participent ainsi des missions de la PMI.

Toutefois, en 2008, la maternité des Bluets, à Paris, crée à son tour un partenariat avec le département de Paris pour mettre en place un dispositif inédit de visites à domicile postnatales de sage-femme, grâce aux sages-femmes PMI référentes de la maternité.[95] Ce suivi est couplé avec des réunions réunissant les professionnels de la maternité et les sages-femmes PMI. L'ensemble est supervisé par Julianna Vamos,[96] la psychologue de la maternité, dans le but d'améliorer la compréhension du deuil périnatal par tous les professionnels, de mieux coordonner leurs interventions et d'offrir le soutien le plus adapté au domicile pour chaque situation.

Néanmoins, ce dispositif reste dépendant de l'investissement des sages-femmes PMI. En effet, l'activité PMI est salariée alors qu'en libéral il n'existe aucune cotation

94 Bruniera, Jourdan, 2012, p. 199

95 Schalck C. 2015. La visite postnatale à domicile : une alliance PMI-Maternité, *Profession sage-femme,* 213: 28-29

96 Docteure en psychologie clinique, psychanalyste, membre fondateur et formatrice à l'Association Pikler-Lòczy de France.

spécifique, en postnatal, qui puisse prendre en compte ce type d'intervention au domicile de la famille, à la hauteur de sa complexité, lorsque le bébé n'est pas vivant. Le dispositif n'a pas non plus été évalué globalement pour ses bénéfices ni pour les conditions et les limites de son extension.

Toutefois, comme l'indique un des points clé d'un article paru dans *British Journal of Midwifery* relatif aux suites de couches immédiates des mères endeuillées : *« Les sages-femmes et les professionnels de santé font partie du peu de personnes qui partagent l'importante mémoire de la naissance et du décès d'un bébé. En conséquence, la qualité des soins offerts durant cette période peut soulager ou aggraver la détresse dont une mère et un père endeuillé peuvent faire l'expérience. »*[97]

5. La VAD par la sage-femme en postnatal, à la sortie de la maternité

En 2019, des professionnels du Réseau de Santé Périnatal Parisien, de la maternité Port-Royal à Paris et du service PMI du département de Paris, constituent un groupe de travail pour organiser la possibilité d'un suivi à domicile par une sage-femme PMI ou libérale, de manière systématique, à la sortie de la maternité, en cas de deuil périnatal ; ce, dans le cadre des limites légales actuelles, permettant de fournir un certificat d'accouchement et d'obtenir un certificat d'enfant sans vie avec la possibilité de l'inscrire à l'état civil ; mais aussi, selon, avec des droits sociaux afférents. Au sein de la maternité Port-Royal, ce projet est dans la continuité d'un autre, initié par le service de diagnostic anténatal et soutenu par la Fondation de France.[98]

---

97 McGuinness D, Coughlan B, Power S. 2014. Empty arms supporting bereaved mothers during the immediate postnatal period, *British Journal of Midwifery*, 22(4), p. 251. [traduction libre]

98 Un projet lauréat des Lauriers 2018 de la Fondation de France, inscrit dans le programme : *Humanisation des soins.*

Car, depuis 2017, il s'agit d'améliorer l'accompagnement des personnes touchées par un deuil périnatal et permettre aux soignants d'échanger sur leurs difficultés.

5.1 Organiser le suivi à domicile à la sortie de la maternité

Le dispositif est mis en place au sein de la maternité Port-Royal et coordonné par le Réseau de Santé Périnatal Parisien, en association avec un pool de sages-femmes. Il est constitué d'un ensemble de sages-femmes libérales et de sages-femmes PMI du département de Paris. Les sages-femmes libérales sont volontaires et déjà partenaires de la maternité dans le suivi prénatal et postnatal des patientes grâce au réseau ville-hôpital constitué. Elles sont très largement majoritaires dans le pool. Cependant, leur secteur d'activité couvre une partie seulement du territoire parisien ainsi qu'une petite partie de l'Île-de-France.

Ce dispositif permet ainsi de proposer un suivi à domicile fait par une sage-femme libérale ou PMI, en postnatal, à domicile, pour tout décès périnatal, *in utero*, ou autour de la naissance, au-delà de 15SA, en particulier suite à une interruption médicale de grossesse (IMG) ; toutefois, seulement si le domicile de la patiente est proche du lieu d'exercice d'une sage-femme libérale ou PMI. L'étendue de l'offre de suivi dépend malgré tout de la couverture géographique de l'activité des sages-femmes. D'autant plus que la maternité Port-Royal, type 3 avec un CPDPN, reçoit des patientes dont la grande majorité n'est pas domiciliée à Paris.

Une charte de suivi est également élaborée afin de coordonner l'action de l'ensemble des professionnels intervenant dans ce dispositif. Elle établit les conditions et le cadre nécessaires pour permettre une évaluation du suivi des femmes et des couples dans ce contexte singulier, celui du deuil périnatal, lors du retour à domicile, en postnatal.

5.2 Évaluer le bien-fondé du dispositif avec la perspective de sa généralisation

Pour chaque VAD une feuille de suivi est élaborée afin de pouvoir recueillir des données sur l'activité et le contexte d'intervention de la sage-femme au domicile. Elle est simple et rapide à remplir grâce à des items préétablis. Ces données doivent permettre de pouvoir identifier les formes d'activité et de soutien apportés, notamment en les confrontant, de manière inductive, aux connaissances disponibles concernant le deuil périnatal.[99]

Lors de la fin du suivi, la sage-femme transmet au RSPP, anonymement, les coordonnées des parents ayant accepté d'être recontactés quelques mois plus tard pour un entretien non directif dont l'objectif sera de revenir sur leurs besoins lors du retour à domicile ainsi que sur le dispositif de VAD lui-même. Cette temporalité doit permettre aux parents de revenir sur leur vécu avec plus de distance. L'ensemble de ces dispositions suit le respect des bonnes pratiques médicales ainsi que les principes éthiques établis par la déclaration d'Helsinki, en toute garantie d'accord, de rétractation et d'anonymat. Des entretiens avec des sages-femmes participant au dispositif sont également prévus à l'issue de la période nécessaire pour l'évaluation du dispositif.

Comme toute démarche compréhensive adoptée dans les sciences humaines, l'analyse tente de répondre à la question du « comment » les choses sont en lien réciproque les unes avec les autres. Elle prend la forme d'une recherche-action où, loin d'être passifs, tous les participants, les femmes et les couples, les soignants, en particulier les sages-femmes, ainsi

---

99 Ces données sont anonymisées et conformes au règlement général de protection des données (RGPD) avec une déclaration à la Commission nationale de l'informatique et des libertés (CNIL) faite par le Réseau de Santé Périnatal Parisien coordinateur. Les parents en sont informés par la sage-femme qui fait le suivi. Celui-ci est maintenu même s'ils ne souhaitent pas participer au recueil des données anonymisées les concernant.

que ceux de la recherche, sont associés pour « collaborer » au travail d'analyse et tenter de saisir des processus qui font sens et qui pourraient prétendre à une forme de généralisation. De ce fait, l'analyse cherche à identifier des processus à portée heuristique plutôt que des liens de causalité. Leur pertinence ou leur authenticité se construit à l'épreuve des contextes étudiés et sont ici relatives aux compréhensions retenues pour le deuil périnatal. Tous les participants collaborent activement au travail de compréhension et de transformation des contextes analysés dont ils ont l'expertise intrinsèque.

De ce fait, les données recueillies grâce aux feuilles de suivi sont croisées avec celles fournies par les entretiens avec les parents et les professionnels. La démarche analytique et compréhensive d'ensemble est basée sur le rassemblement d'occurrences similaires, comparées et questionnées de manière continue, pour les relier progressivement à des catégories, des idées puis des théories ou des connaissances plus générales relatives au deuil périnatal. Elles pourront également être reliées aux théories des professionnels, des parents ou de la recherche. Cette démarche s'inspire de la méthode de comparaison continue en analyse qualitative telle qu'Anselm Strauss (1967) l'a développée pour la sociologie qualitative et interactionniste de l'école de Chicago.[100] Elle laisse toute sa place à la subjectivité et l'intersubjectivité partagée dans ces contextes du soin.

5.3 Une mise en œuvre marquée par la pandémie covid-19

Le déploiement du dispositif était prévu pour 2020. La pandémie covid-19 est venue tout bouleverser avec deux confinements successifs au printemps et en automne 2020. La sollicitation des soignants et du système de santé pour y faire face a mis le projet en suspens.

---

100 Strauss A. 1992. *La trame de la négociation. Sociologie qualitative et interactionnisme.* Textes réunis par I. Batzanger, Paris, L'Harmattan, coll. Logiques Sociales.

Une formation est néanmoins proposée aux sages-femmes recrutées en intégrant soit celle, à destination des soignants, organisée par la Maternité Port-Royal, bénéficiant d'un financement de la Fondation de France ; ou bien en participant à une formation de l'Association Petite Emilie, sur sollicitation du RSPP.

Afin de fournir un outil de sensibilisation et de formation au deuil périnatal, un guide d'intervention pour la VAD en postnatal, à destination des sages-femmes et des professionnels de santé, est également rédigé et publié en septembre 2020 chez l'éditeur L'Harmattan.[101]

Une formation de deux jours à destination de tous les soignants en activité hospitalière, libérale ou PMI, concernés par les situations de deuil périnatal, est également organisée. Coordonnée par le RSPP, elle réunit des interventions étayées par l'expérience de professionnels de la maternité Port-Royal, de la PMI, des associations Petite Emilie, Spama et Paliped[102] ainsi que des parents bénévoles au sein de ces associations. Elle a pour thème : *Deuil périnatal : Regards croisés et partage d'expérience.* Les sages-femmes, tout particulièrement, peuvent y être sensibilisées à l'accompagnement du deuil périnatal, à court, moyen et long terme. D'autant plus que les orientations prioritaires triennales, publiées en juillet 2019 pour le développement professionnel continu (DPC) des sages-femmes, prévoient pour la recommandation n° 164, une formation sur : *« Le soutien dans le cadre d'une prise en compte du deuil périnatal. »*

---

101 Schalck C, Descoffre V, Lemaire E, Perrillat N. 2020. *Le deuil périnatal : Du postnatal à la grossesse d'après. Guide d'intervention pour les sages-femmes et les professionnels de santé*, Paris, L'Harmattan, coll. Pratique-Sage-Femme/Sciences-Maïeutique. Ce guide a été relu par des associations dédiées, Petite Emilie et Spama.

102 Paliped est l'Équipe Régionale Ressource de Soins Palliatifs Pédiatriques (ERRSPP) en Île-de-France. Elle a pour mission d'intégrer la démarche palliative dans la pratique de l'ensemble des professionnels de santé confrontés à la maladie grave, évolutive ou terminale en pédiatrie.

Un dossier de demande de financement est aussi déposé par le RSPP auprès de la Caisse primaire d'Assurance maladie afin de pouvoir dédommager partiellement les sages-femmes pour leurs interventions au domicile des patientes et des familles puisqu'aucune cotation spécifique auprès de l'Assurance Maladie n'est prévue dans ce contexte.

5.4 Une mise en œuvre d'un an, qui dure 2 ans

En 2021, le dispositif des VAD est déployé malgré les répercussions de la pandémie covid-19, toujours sensibles. Le RSPP fournit à chaque sage-femme du dispositif un exemplaire du guide d'intervention publié en 2020.

Les deux journées de formation à destination de tous les professionnels de santé sont reprises suivant le même programme que l'année précédente. La Caisse Primaire d'Assurance Maladie accorde une dotation de 3000 euros à la demande de financement du RSPP pour dédommager partiellement les sages-femmes de leur intervention.

En 2022, le dispositif est renouvelé alors qu'il est toujours impacté par les vagues successives des variants du covid-19, des restrictions sanitaires, de ses répercussions sur le système de santé et sur le travail des soignants. Elles affectent notamment les coordinations nécessaires pour la recherche d'une sage-femme disponible à la sortie de la maternité. Il s'agit, dans tous les cas, d'une surcharge de travail supplémentaire pour les soignants qui travaillent en sous-effectif permanent au sein de la maternité. D'autant plus que si les sorties peuvent être anticipées dans le cas des IMG, pour un décès périnatal inopiné, leur gestion est imprévisible. Dans ce cas, il faut trouver une sage-femme disponible très rapidement suite à l'accouchement et à la sortie de maternité qui survient très peu de temps après le décès.

Malgré toutes ces difficultés, l'année 2021 totalise 30 situations ayant bénéficié d'un suivi à domicile par une sage-femme du pool à la sortie de la maternité et l'année 2022 en totalise 20.

Partie 5
Compréhensions et perspectives de l'analyse

6.1 Les données recueillies

Au total, sur les années 2021 et 2022, 50 situations de deuil périnatal ont bénéficié d'un suivi à domicile par une sage-femme à la sortie de la maternité dont 24 IMG. Sept d'entre elles ont eu lieu après 26 SA.

92 VAD ont été réalisées, pour la majorité, dans des délais très proches de l'accouchement ; la première VAD intervenant le plus souvent quelques jours après l'accouchement.

Les feuilles de suivi sont parfois incomplètes pour certains éléments, mais elles rapportent également de nombreuses autres informations contextuelles apportées par les remarques manuscrites des sages-femmes.

21 femmes ou couples avaient accepté d'être recontactés anonymement à quelques mois de distance pour un entretien non directif,[103] non-pas concernant leur situation actuelle, mais leurs besoins lors du retour à domicile et l'intervention d'une sage-femme.

Pour deux d'entre elles, l'événement était trop récent. De ce fait, 19 femmes ou couples ont été recontactés. Sept d'entre eux ont finalement accepté cet échange d'une durée moyenne de 45 minutes. Dans cinq situations de couple sur six, les pères étaient présents pour l'entretien.[104] La septième situation concerne une mère seule. Deux situations concernent des IMG (M3 et M7), les cinq autres des morts fœtales *in utero* au

103 Les différents entretiens ont été menés par la même enquêtrice. Les données ont été anonymisées autant pour les personnes que pour le contexte du deuil périnatal, notamment pour toute précision médicale ou situationnelle qui pourrait permettre de les identifier.

104 Les situations ont été identifiées de 1 à 7 pour les verbatim, avec respectivement P1, M1, pour le père et la mère de la situation 1 ; P2, M2 pour la situation 2, etc. Pour la situation 6, la mère est seule pour l'entretien et pour la situation 7, elle n'a pas de conjoint.

cours du deuxième trimestre de grossesse (M2) ou durant le troisième trimestre (M1, M4, M5, M6), avec toutefois une situation pour laquelle les parents n'ont pas souhaité réaliser l'IMG qui était possible. Dès les quatre premiers entretiens, les données s'avèrent quasiment saturées, sans apporter de nouvelles informations concernant leur situation et leurs besoins lors du retour à domicile ainsi que leur vécu concernant le passage de la sage-femme.

Les sept entretiens ont été complétés par des entretiens avec des professionnelles, parties prenantes du dispositif, afin de pouvoir croiser leurs vécus et leurs analyses avec celle des parents, avec les données relevées par les feuilles de suivi ainsi qu'avec approche relative au deuil périnatal retenue pour l'analyse. Ont été interviewées trois sages-femmes libérales et une PMI, ayant suivi, chacune, au moins sept situations de deuil périnatal ; et une sage-femme du service du diagnostic anténatal de la maternité, ayant en charge le suivi des IMG.[105]

Dans un dernier temps, la compréhension des différentes données recueillies a été discutée dans un entretien avec Julianna Vamos,[106] psychologue à la maternité des Bluets, à Paris, ayant supervisé, pendant plusieurs années, en réunion commune, le travail des soignants de la maternité et de celui des sages-femmes PMI lors de la création d'un tel suivi en 2008.

6.2. Restaurer un suivi de suites de couches (SDC)

Comme le signale SF1 : *« J'ai toujours été très touchée par ces accouchements-là et ces familles-là. Je m'étais demandé pourquoi on ne faisait rien quand j'étais encore à l'hôpital et en m'installant en libéral. Je n'arrivais pas à comprendre qu'une femme qui perd son enfant à 39 semaines, elle sort en sortie précoce, avec rien derrière, alors que jamais on ne laisserait partir une femme en sortie précoce qui a un enfant sans*

105 Les entretiens sont identifiés SF 1 à 3 pour les sages-femmes libérales, SPPMI pour la sage-femme PMI et SFDAN pour la sage-femme du diagnostic anténatal (DAN).

106 op. cit.

rien derrière. On nous apprend que jusqu'à 10 jours après l'accouchement, une hémorragie ou une éclampsie c'est possible comme complication alors que pour ces femmes tout se passe comme si c'était pas le cas, c'est pas du tout cohérent. Or lorsqu'il y a des décès, des IMG, on sait qu'il peut y avoir une décompensation, pourquoi on les laisserait seules chez elles. Cela m'avait un peu choqué. Alors qu'elles vivent un drame, on leur surajoute quelque chose en ne faisant rien : donc pour moi la visite à domicile de la sage-femme elle est normale. L'autre chose, c'est le côté médical, pourquoi elles auraient moins de risque d'avoir des soucis à la maison. Pourquoi devraient-elles attendre trois mois pour aller à un cabinet médical ? Ce n'est pas parce que l'on a une mort fœtale qu'on n'a pas eu une césarienne ou une épisiotomie. Et ce n'est pas la kiné, la psychologue ou l'infirmière qui vont retirer les agrafes et en même temps assurer le suivi complet, mais les sages-femmes. »

SFPMI trouve *« qu'il n'y avait rien et au départ la PMI a pensé que c'était sa place et avait la possibilité d'accompagner ces femmes. Et la vulnérabilité rentre dans les objectifs de la PMI. Ça explique pourquoi c'est parti de la PMI ces VAD. En plus les sages-femmes PMI sont salariées, elles ne sont pas pénalisées financièrement si elles prennent le temps qu'il faut au domicile, et dans nos objectifs, on veut valoriser les visites à domicile et soutenir ces femmes en situation de vulnérabilité. »*

SF3, quant à elle, considère que *« si la sage-femme n'y allait pas, ils [les parents] ne verraient personne, peut-être la psy du service. Ils n'auront pas de sage-femme comme pour les suites de couches habituelles et ils seront seuls. »*

Les quatre sages-femmes du pool considèrent que la place d'une sage-femme en suites de couches fait partie de leur rôle, leurs compétences et leurs missions de professionnelle, comme le dit SFPMI : *« c'est complètement la place d'une sage-femme puisqu'elles [les femmes] ont affaire à une sage-femme pour leur suivi de grossesse, ensuite elles viennent en salle de naissance, donc c'est la suite logique d'avoir la sage-femme aussi après. »*

Tandis que SF3 commente : *« Je considère que notre métier de sage-femme, c'est un suivi global. L'accompagnement global ne s'arrête pas après l'accouchement »*. Tout comme SF2 pense que *« ben, oui, c'est logique, il peut y avoir des soins comme pour la montée de lait et plein de petits problèmes, ça prend du temps. Après, j'ai l'impression que c'est vraiment notre place parce que c'est un moment de grande vulnérabilité, du couple aussi, et il y a la possibilité d'en parler. »*

6.2.1 La clinique somatique des suites de couches

Les feuilles de suivi des sages-femmes témoignent, surtout pour les deux premières VAD, d'un examen clinique somatique pour chaque femme. Il nécessite souvent des conseils, des réassurances, mais aussi parfois des explications d'un examen ou d'un traitement donné, voire une nouvelle prescription. Les soins corporels sont bien ceux, habituels, des suites de couches pour les femmes où les sages-femmes notent, selon, dans leur évaluation clinique, une dorsalgie ou une sciatique, des saignements ou des lochies, un périnée sensible, œdématié, avec quelques points de suture ou des éraillures, trois fois une cicatrice de césarienne à vérifier, des agrafes à ôter, une constipation, des douleurs musculaires, intercostales, ligamentaires, symphysaires, des contractions, de la fatigue, des pesanteurs, quelques tensions artérielles basses, mais également des seins tendus, gonflés et douloureux avec 3 fois une montée de lait malgré un traitement bloquant. Les sages-femmes tentent de procurer de la *« réassurance »* tandis qu'elles notent de *« l'inquiétude »* corporelle, des sensations de *« vide »*, d'étranges sensations qui ressemblent à des mouvements internes, une mère qui dit que *« c'est dur d'avoir du lait, mais que ça l'apaise »*, une autre qui se vit *« incomplète. » ;* une autre encore *« qui « se remémore avoir senti le bébé bouger dans son ventre puis plus rien. »*

Cette clinique somatique est celle d'une femme ayant accouché. Dans les interactions avec la sage-femme, avec les soins et l'attention procurés, elle confirme que ce corps portait bien un enfant en devenir, qu'il a existé au sein du corps maternel, mais aussi qu'il n'y est plus. L'activité de la sage-femme témoigne concrètement de cette existence et de ce passage. Tout comme elle est témoin de l'absence de cet enfant puisqu'il n'est pas là, malgré les transformations du corps maternel qui en gardent la trace et qui en attestent. Cette confirmation d'un enfant, qui a été et qui n'est plus, est à la fois réelle et symbolique dans l'activité de la sage-femme ainsi que par sa présence, en résonance avec la grossesse et la naissance, ainsi que le commente SF3 :

« quand on va chez cette dame, en tant que sage-femme, on reconnaît son fonctionnement de femme, biologiquement aussi, pas que psychologiquement et que son corps a été l'abri d'un bébé, oui. Je pense qu'on reconnaît cet état de fait que son corps a abrité un bébé et soit il n'est pas resté, soit on ne pouvait pas le laisser arriver à maturité, mais on reconnaît que son corps a abrité un bébé et c'est important. Autrement, personne ne l'aborde comme ça. » (SF3)

Ce qu'en disent les parents :

Extrait des échanges Mère et Père (M4, P4) :

Mère : *pour moi que ce soit une sage-femme, ça m'allait très bien parce que du coup c'était une sorte de reconnaissance de ce qui c'était passé.*

Père : *oui, c'était une continuation autour de la maternité et pas un problème pris en charge par quelqu'un qui va gérer votre situation comme n'importe quel autre problème psychologique, et même comme pour n'importe quel autre deuil.*

Mère : *moi j'avais besoin de savoir qu'on pouvait bien parler du corps aussi, j'avais des vergetures post accouchement qui m'inquiétaient, j'avais les seins tendus, des pertes de sang, je pouvais en parler, la sage-femme a pu me dire si c'était normal, pas normal ; c'était important d'être pris en compte par le métier dans la continuité. On s'occupe de nous dans le corps et dans l'esprit. C'était chouette d'avoir cette possibilité après l'accouchement aussi.*

Père : *le fait que ce soit quelqu'un qui connaisse ce genre de deuil, savoir ce que c'est parce c'est son métier, qui puisse nous dire aussi ce que vivent les autres parents, qu'est ce qui aide les autres et pourrait nous aider, c'est important en fait.*

Mère : *c'est important qu'elle [la sage-femme] soit envoyée par la maternité, on n'est pas juste refourgué à une association, un psychologue, oui c'est pas parce qu'on n'avait pas de bébé, du coup les parents qui en avaient un vivant passaient avant.*

Cet extrait résume ce que l'ensemble des parents interviewés commentent quant à l'intervention de la sage-femme pour bénéficier de soins, malgré l'absence du bébé, lorsqu'il s'agit de :

Restaurer des suites de couches et ne pas effacer une naissance :

- *« un vrai suivi post accouchement parce que moi, je n'avais pas du tout envie de m'occuper de mon corps ça ne m'intéressait pas du tout et du coup que quelqu'un s'intéresse à notre enfant et en même temps un petit peu à moi et comment ça va »* (M1) ;
- *« je me suis sentie considérée, je venais d'accoucher quand même, un accouchement à 8 mois »* (M5) ;
- *« c'est quand même un accouchement, la sage-femme de l'hôpital a cherché toute la journée pour trouver quelqu'un. C'est spécial de n'avoir personne après, c'est comment il faut le prendre. »* (P5)

Recevoir des soins somatiques dédiés en tant que femme :

- *« Le fait d'être touchée, manipulée, ça permet de se reconnecter avec le corps. J'avais déjà bien changé. Je trouve ça hyper important, franchement même des massages. … quelqu'un comme la sage-femme qui connaît le corps des femmes, qui connaît les femmes enceintes »* (M2) ;
- *« elle m'a auscultée, donné des conseils, rassurée. Ça m'a fait du bien. À l'hôpital c'était le week-end, on n'a presque vu personne, je crois qu'il y avait un problème de lits. Le médicament pour couper le lait ben ils en avaient plus »* (M5) ;
- *« Je ne voulais pas de traitement pour bloquer la montée laiteuse. Heureusement qu'elle [la sage-femme] était là. Finalement je l'ai pris, j'en ai bavé pendant quelques jours »* (M7).

Pouvoir poser des questions, recevoir des informations, discuter des éléments médicaux :

- *« par rapport aux décisions médicales surtout quand il y a des incompréhensions par rapport au monde médical »* (P1) ;

- *« c'était quand même le flou artistique et scientifique après la mort du bébé. Il y a beaucoup de choses qu'on ne comprenait pas »* (P5).

Être comprise dans ce qui est raconté de ce qui s'est passé :

- *« et cet examen, et tout ce tsoin-tsoin, à qui voulez-vous que je raconte des choses aussi personnelles et intimes si c'est pas une sage-femme, je pense que je le raconterais pas à quelqu'un d'autre, il ne me croirait pas »* (M2) ;

- *« on est dans un parcours PMA [procréation médicalement assistée] et pendant la grossesse il y a eu beaucoup d'examens, la sage-femme elle sait de quoi je parle »* (M5) ;

- *« J'ai eu tellement de problèmes, mes grossesses, ça se résume à des problèmes médicaux, c'est difficile à comprendre comment j'en suis arrivée là »* (M7).

Restaurer une continuité malgré la perte du bébé :

- *« C'est comme si elle avait fait pareil que si on avait eu notre bébé »* (M2) ;

- *« les sages-femmes, c'est la grossesse et le bébé, c'est important que ça reste dans ce thème-là et pas un infirmier, un médecin et pas une psychologue qui viendrait, même si elle est spécialisée dans le deuil périnatal. Il y a le lien avec le bébé. C'est elle qui fait déjà le suivi à la base, ça reste centré autour du bébé. On se sent vide, oui vraiment vide »* (M3) ;

- *" « parents », c'est difficile de se situer. Je pense que la sage-femme est plus adaptée parce qu'elle peut parler du bébé et de la femme et du couple. C'est oui le quotidien d'une sage-femme en fait de prendre en charge les trois"* (M4) ;

- *« Même pour les soins, on pourrait peut-être avoir une infirmière quand on n'a pas son bébé, mais c'est pas pareil. C'est quand même son domaine [la sage-femme] »* (M5).

6.2.2. La clinique émotionnelle et psychologique

Comme pour toute intervention postnatale, la sage-femme s'enquiert de l'état psychologique et émotionnel de la mère et des parents puisqu'il a toute son importance dans les interactions avec le bébé et qu'il est un reflet de leur situation dans la parentalité. Toutefois, dans ce contexte, son intervention est marquée non seulement par l'absence du bébé, mais par sa disparition définitive. Les feuilles de suivi sont moins systématiquement remplies pour certains items préétablis, cependant les informations complémentaires, manuscrites, en restituent les tonalités souvent de manière plus précise, avec des éléments variables, circonstanciels, confiés par la mère à la sage-femme pendant la VAD, notamment liés à ses ressentis, son histoire de couple ou son histoire familiale.

Les feuilles de suivi renseignées témoignent de pleurs dans les deux tiers des VAD ainsi que de la variabilité de leur intensité, parfois massive de détresse, tout comme pour l'état de tristesse, en particulier lors des premières VAD. Sont rapportés également plus fréquemment des cauchemars et des pensées intrusives plutôt que des évitements ou des angoisses comme pour cette mère qui fait *« des crises d'angoisses quand elle voit des poussettes »* et qui *« ne désire pas voir de monde. »* Le sommeil est très souvent difficile avec des *« insomnies »* et nécessite parfois des anxiolytiques, jusqu'à le transformer en *« sommeil de plomb »*, à dormir *« beaucoup trop »* ou à modifier la conscience lorsque la mère dit *« qu'elle est dans le gaz. »*

Dans onze situations, la sage-femme note explicitement pour un couple qu'ils sont *« effondrés tous les 2 »*, que pour la mère *« les symptômes sont masqués par la douleur » ;* qu'elle semble *« anesthésiée » ;* qu'elle se dit *« vidée »* et *« sans émotion »* ; *« pleure le soir »*, *« pleure la nuit »* ou ne *« pleure plus parce qu'elle n'a plus de larmes tellement elle a pleuré » ;* qu'elle *« reste au lit »*, en *« isolement des autres »* ou *« dort beaucoup » ;* qu'elle semble *« désorientée » ; « choquée »* ou *« en état de choc »*, avec des *« symptômes de stress post-traumatique »* alors *« qu'elle a failli mourir »*. Pour neuf situations, une culpabilité parfois très intense est mentionnée ; pour sept autres, c'est de la colère ou des *« rancœurs »* contre le sort, à l'encontre des soignants de la maternité ou du service de néonatologie, de l'état civil, de la Caisse des Allocations Familiales (CAF) ou de la Caisse Primaire d'Assurance Maladie (CPAM).

L'impact de la pandémie covid-19 est également rapporté, par trois fois, par les sages-femmes, comme un *« amplificateur »* des difficultés rencontrées par les parents, notamment pour la restriction des déplacements et l'organisation de funérailles.

Ce qu'en disent les parents :

Le retour à domicile est vécu comme un moment particulièrement éprouvant pour l'ensemble des parents :

C'est un vécu dissocié de la réalité :

- *« On a pu sortir le même jour que l'accouchement. J'ai accouché à 2 h et à 16 h on est rentré à a maison. C'est bizarre, complètement irréel »* (M4) ;

- *« on était content de rentrer à la maison, mais ça n'avait pas de sens. Y avait plus de repères »* (P5) ;

- *« Je ne savais plus qui j'étais et ce que je faisais chez moi »* (M7).

Il est particulièrement violent :

- *« le retour à la maison, c'est très dur...hein, c'est très très dur. En une étincelle, tout est terminé et il y a des mères qui vivent leur grossesse toutes seules. Il n'y a pas forcément un conjoint qui attend à la maison. On habite en face de son frère et de ma belle-sœur, donc on n'a pas été seuls un seul instant »* (M2) ;

- *« C'est très violent, c'est d'une grande violence, on était tout seul avec notre détresse et personne ne la comprenait »* (M4) ;

- *« quand je suis rentrée à la maison, mes enfants étaient tristes et en colère parce que le bébé n'était pas là. Mon mari gardait tout pour lui …et je n'avais pas de mots pour… j'étais anéantie, dévastée, mais il fallait tenir »* (M6).

La sensation de vide est sidérale :

- *« Le "vide", en tout cas, on le ressent, dans les tripes, je ne savais pas qu'il n'y avait rien derrière [pas de suivi systématique] »* (M3) ;

- *« S'il n'y avait pas eu la sage-femme, c'était horrible, horrible, ce vide je ne sais pas ce qu'on serait devenu »* (P3) ;

- *« C'est le manque, ça appelait dans le corps, ça appelait dans la tête »* (M4)

- *« il y a tout le travail ça se passe dans le silence, ça dure des heures, le bébé sort il n'y a pas un cri, c'est le silence, on rentre à la maison, c'est encore le silence, le silence et le vide »* (P5).

Les idées noires ne sont pas rares (4 femmes sur 7) **:**

- *« Je ne me sentais plus appartenir à ce monde, de femmes enceintes, de bébés… je ne voulais plus faire partie du monde. Nous on est très soutenu par notre famille et les amis, mais pour des gens qui le sont moins ou peu, après pour rattraper les dépressions et les idées suicidaires… Il y a un rapport complètement blessé à la maternité et c'est difficile de voir les autres continuer leur vie »* (M1) ;

- *« la violence dans laquelle on était au début, c'était insoutenable et j'avais besoin de tenir pour organiser les funérailles de ma fille et que tout soit bien de son côté et je me disais qu'après il n'y avait rien… Qu'un petit suicide serait bienvenu… et c'était important d'avoir ce maillage au tout début parce que ça nous a permis de faire des petites respirations »* (M4) ;

- *« On ne peut pas se laisser aller aux idées noires quand on a déjà des enfants même si on en a… c'était dur, ils avaient besoin de moi aussi »* (M6) ;

- *« Après dire qu'on n'a pas d'idées noires quand on ne voit pas comment continuer, on en a forcément un peu »* (M7).

Les parents se vivent abandonnés socialement :

- *« on se serait sentis complètement abandonnés [sans la sage-femme]. Ça aurait été vraiment le principe de la double ou de la triple peine. On aurait l'impression que les médecins, c'est « débrouillez-vous, pfft on vous laisse avec ça, tant pis »* (P1) ;

- *« C'est vrai que, rentrer et devoir gérer toutes ces choses… c'est énorme, je veux dire, comme la liste de naissance à annuler c'est ma maman qui s'est occupée de ça, mais il faut avoir quelqu'un pour s'occuper de ça, qu'est-ce qu'on fait du lit, des vêtements, des choses...c'est pas pareil quand on est seule...si en plus il n'y a pas de sage-femme...qu'est-ce qu'on fait de tout ça, qu'est-ce qu'on fait pour nous ? »* (M2) ;

- *« Avec elle [la sage-femme] on est comme les autres parents, donc on n'est pas encore été mis de côté »* (M4) ;

- *« déjà ça ne s'est pas passé au mieux on va dire à la maternité et après rentrer à la maison c'est comme si personne ne voulait plus nous »* (M5).

Les difficultés administratives renforcent ce sentiment :

- *« mon employeur ne voulait pas comprendre, je peux dire que mon congé de maternité ça s'est arrangé au bout de 3 semaines d'embrouilles parce que j'avais une sage-femme et qu'elle m'a expliqué mes droits »* (M7) ;

- *« on a dû refaire trois fois un papier pour la sécu, c'était insupportable, elle nous a aidés, d'un côté on nous soutient et de l'autre on nous met la tête sous l'eau »* (P3) ;

- *« À l'état civil, on n'a pas été bien traité. Elle a rempli le livret à la main sans attention et c'était pas très bien écrit, c'était saloper son prénom »* (P5).

Sans personne, le retour à domicile est vécu comme déshumanisé :

- *« le problème c'est de n'avoir pas une réponse purement médicale, mais humaine… comme c'est face à la mort »* (P2) ;
- *« avec la visite de la sage-femme, ça redevient plus humain »* (P4) ;
- *« on rentre à la maison un peu « mieux » que si le processus était déshumanisé...quand il y a quelqu'un. Tu as une personne physique, une sage-femme et ça je trouve ça bien. De passer de quelque chose d'énorme à ta vie à toi et un jalon humain, tout simplement, une personne »* (P3) ;
- *« quand la sage-femme est arrivée c'était comme une bouffée d'humanité, elle était disponible, elle nous a conseillés, écoutés »* (P5).

La clinique émotionnelle et psychologique de ces suites de couches est celle de la souffrance avec un corps qui fait mal *« dans la tête »* pour les mères. C'est aussi celle de la détresse, où culminent des sentiments d'abandon de la part des soignants alors que jusqu'à la sortie de la maternité ces derniers étaient très présent et souvent bien soutenant. Au retour à domicile, dans leur quotidien, les parents se sentent seuls face à la violence de leur vécu dont l'intensité est marquée par le choc récent de la perte alors qu'ils quittent l'hôpital très peu de temps après. Ils sont souvent envahis par des sentiments de culpabilité[107] comme le mentionnent les sages-femmes. Cette violence trouve un relief chez les mères dans le fait qu'elles puissent avoir *« des idées noires. »* Leur fort sentiment de solitude est atténué par la présence de la sage-femme qui procure du soutien émotionnel et psychologique réconfortant, au-delà des soins corporels procurés. Comme l'a dit ce père *« avec la visite de la sage-femme, ça redevient plus humain »* (P4).

---

107 Caccitore J, Froen JF, Killian M. 2013. Condemning self, condemning other: Blame and mental health in women suffering stillbirth, *Journal of Mental Health Counseling*, 35(4): 342-359

6.2.3. Une clinique du deuil en suites de couches

La clinique émotionnelle et psychologique de ces VAD n'est pas celle des suites de couches après la naissance d'un enfant vivant. Dans plus de trois quarts des situations renseignées, les parents souhaitent des funérailles. Plus de la moitié d'entre eux les organisent eux-mêmes, sans distinction entre les décès anticipés pour les IMG en comparaison des autres, mais sensiblement moins pour des termes inférieurs à 20 SA.

Cette clinique est celle de la dureté et de la détresse des tout premiers temps du processus du deuil, celle de la violence qui s'abat sur le psychisme avec ce qui a été perdu et ce qui a été vécu ; celle du choc, avec sa détresse, et d'une réalité qu'il est difficile à prendre en compte et à intégrer dans le quotidien du domicile. Car, c'est là où l'enfant était attendu et où sa venue était projetée très concrètement, parfois avec des éléments matériels signifiants tels que la chambre, le berceau, les vêtements, les affaires, etc.

Au-delà de la première VAD, l'évolution de ce climat émotionnel et psychologique est perceptible sur les feuilles de suivi renseignées avec l'apaisement des évitements et des pensées intrusives. Les pleurs *« diminuent »*, sont *« moins fréquents »*, par *« intermittence »*, *« fluctuent »*, tout comme la tristesse et l'humeur *« avec des hauts et des bas »*, des *« plus ou moins. »* Les sages-femmes le signalent parfois explicitement lorsque la mère *'est plus posée [qu'à la dernière VAD]'*, qu'elle *« arrive à mieux parler »* ou à *« bien formuler »*, que les *« émotions sont moins à distance »*, que *« la conversation est plus fluide » ;* cette fluidité dans les échanges est relevée plusieurs fois dans les discours au-delà de la première visite, comme pour souligner que la réalité et son vécu pouvaient plus facilement être traduits en mots et être pensés ; ce qu'une sage-femme relate explicitement : *« Plus de clarté sur la situation, réalise un peu mieux qu'elle n'est plus enceinte. »*

Toutefois, malgré des récurrences, cette clinique apparaît également très contrastée, sans linéarité, en ordre dispersé, tout comme il en est dans les processus du deuil en fonction de chaque situation individuelle, en particulier pour la présence d'émotions telle que la colère, notamment à l'encontre des soignants, ainsi que pour la culpabilité. Mais aussi pour ce qui ressemble à des tentatives de rationalisation, propre à certaines réactions dans les processus de deuil en vue d'atténuer la douleur ; comme pour ces parents qui *« relativisent beaucoup »*, qui *« veulent comprendre »*, qui recherchent des *« réponses sur internet »*, dont les '*récits [sont] centrés sur ce qui s'est passé'* au niveau médical, voire cette mère qui *« se sent soulagée »*, ayant pu éviter la décision d'IMG suite à une entrée en travail spontané.

Les sages-femmes rapportent également explicitement, dès la première VAD, que certains parents *« rediscutent »* ou *« parlent d'une autre grossesse »*, *« qu'ils n'aimeraient pas attendre »* ou *« réessayer »*, *« posent des questions sur la sexualité et ne veulent pas de contraception. »* Cette pensée, investie d'un désir d'enfant, peut s'entendre dans toute son ambivalence pour atténuer la souffrance, que ce soit par le remplacement du bébé perdu autant que par la tentative de maintenir du lien avec lui.

Dans cette clinique du deuil en suites de couches, à travers les mentions faites par les sages-femmes, un autre contraste apparaît également. Il s'agit d'une différence de tonalité entre les situations de décès inopiné et ceux qui ont été anticipés, dans le cas des IMG. Pour une douzaine de celles-ci, les sages-femmes mentionnent des parents qui veulent *« avancer »*, *« reprendre le dessus »*, *« reprendre la main »*, *« être volontaire »*, *« être dans l'action » ; « passer à autre chose » ;* un père est très en demande de reprise de la *« vie d'avant »* avec la sexualité et les loisirs ; une mère *« se force à se bouger, se maquiller, sourire »*, d'autant plus qu'elle a un autre enfant ; deux mères veulent *« refaire du sport »* ou *« retravailler dès que possible »*, une autre déjà *« retravaille pour s'occuper l'esprit. »*

Une autre mère est *« peu encline à communiquer »* avec la sage-femme et se considère comme bien entourée si bien qu'elle dit qu'elle n'a *« pas besoin »* de cette consultation. La VAD durera néanmoins 1h30. Une autre, encore, dit qu'elle *« est peu triste »*, mais qu'elle pense que c'est *« défensif »*, parce qu'elle *« veut protéger sa fille »*. Elle préfère recontacter la sage-femme en cas de besoin alors qu'elle se dit contente de sa visite qui a duré également 1h30. Par ailleurs, c'est surtout dans les situations d'IMG que les sages-femmes notent quelques fois qu'il n'y a *« pas de demande »* ou de *« plaintes »*, *« me recontactera si besoin »*, ou encore mentionnent la présence d'un sentiment de culpabilité.

Il est difficile, cependant, de situer ces ambivalences, entre l'évitement d'une réalité douloureuse à intégrer, même si elle a été anticipée, et le travail accompli par l'anticipation de la perte du bébé. SFPMI considère que : *« avec l'IMG il y a une période de cheminement. L'IMG c'est brutal, mais on sait, il y a des explications. Il y a eu un dialogue en amont. Il y a eu une décision, ils peuvent avoir moins de questions. Il y a eu une prise de décision qui leur appartenait et parce qu'ils ont pris cette décision-là, ils veulent aller plus vite vers une autre grossesse. Ils ont eu du temps pour se préparer, mais cela reste un choc extrêmement douloureux, et aussi la culpabilité. Dans tous les cas, une visite est nécessaire pour soutenir la famille. »*

Comme l'évoque SF3 : *« ce sont souvent des IMG précoces et pas des morts inopinées d'enfants viables, avec des envies de vouloir revenir plus vite au travail, d'avoir dû faire ce choix, et se ressaisir. […] oui, et la culpabilité, j'ai vu des gens qui n'avaient pas de culpabilité avec cette IMG, du moins de ce que j'ai vu, c'était un peu comme les IVG, ils étaient dans une situation où ils n'avaient pas le choix. »*

Toutefois, ces contrastes donnent une tonalité différente à ces VAD. La sage-femme vient aussi bien solliciter la réalité du bébé perdu, avec sa souffrance, que proposer un soutien. Tout en étant acceptée, son efficacité peut être déniée, même les échanges ne durent pas moins d'une heure en moyenne.

Par ailleurs, pour une dizaine de situations sont mentionnés des projets de voyages, de quelques jours ou une véritable coupure du contexte de quelques semaines.

6.3. Au domicile, « Aller vers »

L'examen comparé des données rapportées par les feuilles de suivi des sages-femmes fait état de la vulnérabilité et de la détresse des parents avec d'importantes variations selon leur situation, leur histoire, leur vécu et leurs besoins individuels. Les mentions manuscrites des sages-femmes en témoignent. Sur la trajectoire de deuil périnatal, dans ces suites de couches singulières, aucune situation n'est identique à une autre, comme il en est pour tout deuil, en tant que processus unique, propre à chaque personne et à son histoire.

6.3.1 Entre singularité et vulnérabilité

Toutefois, la VAD permet de tenir compte de la singularité des besoins de la mère et des parents et d'adapter les réponses individuellement à chaque situation de vulnérabilité. Là, où les parents sont particulièrement éprouvés, sans pouvoir identifier une demande, formuler leurs besoins et chercher de l'aide.

Ce qu'en disent les parents :

Ils n'ont pas de demande dans leur détresse et sont désemparés :

- *« c'est super dur après l'accouchement et s'il avait fallu se déplacer [...] On n'a pas la force en tous cas c'est vraiment très dur d'être confrontés à la réalité et ensuite je me sentais tellement faible, moi je n'avais de la force pour rien et du coup si ça n'avait pas été si facile, vraiment, en fait on [la maternité, la sage-femme] fait tout pour nous, contacter les parents, allez chez eux ; ce qui était super c'est justement prendre les parents dès la sortie et après aller chez eux et faire, aller vers eux quoi plutôt que cela vienne des parents parce que sinon on a de la force pour rien, rien n'a de sens, et personnellement j'avais pas envie d'être aidée, il y avait une partie de moi qui ne voulait plus vivre et être aidée pour vivre, donc du coup le domicile c'est vraiment super* » (M1) ;

- « *Rentrer à la maison, c'est dur, on n'a pas le bébé, on n'a plus rien à faire, en fait. On ne sait plus quoi faire. Le temps est trop long et le vide fait mal* » (M3) ;

- « *on se retrouve avec beaucoup de rien, du coup, on ne sait pas quoi faire pour continuer, pour continuer tout simplement. On n'est pas là où on pensait être. La visite de la sage-femme c'est le premier geste de prise en soins psychologiques qu'on a eu en fait [...] ça n'aurait pas marché autrement. On nous avait donné des adresses. On n'aurait contacté personne et pour moi c'était pas envisageable de retourner à la maternité non plus* » (P4) ;

- « *Il y a quelque chose pour la suite et c'est pas à nous de nous préoccuper de ça, moi j'étais dans l'organisation de funérailles qui soient les plus OK possibles si on ne nous avait pas proposé ça on se serait juste occupé de l'enterrement de notre bébé. Et cette période extrêmement violente aurait été mise sous silence* » (M4) ;

- « *j'étais terrée chez moi, je ne voulais plus sortir, voir des poussettes... ça n'allait pas très bien, en plus j'avais du mal à marcher* » (M5) ;

- « *en rentrant, y avait rien sur quoi s'appuyer, c'était vide* » (P5) ;

- « *J'avais déjà un suivi psy parce que la grossesse c'était compliqué... médicalement. La sage-femme c'est différent, c'est normal, ça m'a aidée dans mon quotidien. Je n'ai pas eu à chercher, elle est venue, elle s'est occupée de moi, vraiment... j'étais désespérée. Ça m'a sauvé ma santé mentale* » (M7).

Les besoins peuvent être différents, mais ils ont besoin d'aide :

- « *Chaque histoire a besoin de sa réponse, tous les parents n'ont pas les mêmes besoins. Et ça [la VAD de la sage-femme] je pense que ça peut être difficile de le refuser. Je pense qu'il y a des gens qui ont envie de mettre ça sous le tapis et que ça peut les inscrire dans la culpabilité de ne pas vouloir [...] l'idée c'est de pouvoir continuer à en parler, en particulier avec la sage-femme...Je ne vois pas qui d'autre pourrait venir ici. Parce qu'elles sont dedans, ils ont une idée de ce que c'est, de ce qu'on vit* » (M2) ;

- « *oui, sans ce contact on serait restés tous seuls avec le vide, quoi, alors que là, c'était prévu, elle était prévue pour ça. On ne connaissait même pas le protocole, mais on pensait que c'était normal, on en a tellement besoin* » (M3) ;

- « À *la maternité tout le monde a été vraiment formidable, avec les événements qu'on a vécus. Tout le temps. Toute l'équipe médicale. On le leur a dit. Mais il faut qu'il y ait une continuité entre l'avant, le pendant et l'après, vraiment. On n'a plus l'hôpital, mais une personne… qui vient pour nous, dans notre suivi ça change tout* » (P3) ;

- « *J'avais peur que ce soit comme dans le soin classique où il y a pas la place, pas le temps, et heureusement il y avait cette disponibilité-là* » (M4) ;

- *« On n'a pas juste été abandonnés »* (P4) ;

- *« on avait besoin d'aide. On nous a conseillé les associations, Spama, Agapa, mais c'était la période estivale, il n'y avait rien avant septembre. La sage-femme est venue, c'était très très bien »* (P5) ;

- *« Ils [les parents] sont laissés à eux-mêmes, après il faut leur laisser le choix. Il y en a qui diront "non" sûrement sur le coup parce qu'ils sont dans leur peine […] avoir au moins quelqu'un qui vient contacter par un message, mais quelqu'un de physique c'est encore mieux, et que les personnes acceptent de recevoir chez elles. Mais ne pas être laissés pour compte, ne pas se sentir abandonnés. Oui, car les quinze premiers jours, il y a du monde et après plus personne. Donc il faut quelqu'un pour apporter des solutions en rapport, qui connaisse pour d'autres couples qui ont vécu quelque chose comme ça […] Il faut quelqu'un qui comprend quand on a déjà des enfants aussi »* (M6) ;

- *« ça m'a aidé à tout point de vue, c'est juste incommensurable »* (M7).

La VAD de la sage-femme, en sortie de maternité, dans le cadre du deuil périnatal, rétablit ainsi une continuité de suivi pour les suites de couches. Elle peut s'inscrire dans la trajectoire d'un soutien global, continu, du pré au postnatal, pour toutes les femmes et les parents, que l'enfant soit vivant ou qu'il soit décédé. Elle apporte une réponse individualisée et graduée à la vulnérabilité du deuil périnatal, en particulier face à l'intense sentiment de solitude et d'incompréhension que traversent les parents, tel que la recherche RéMI le rapporte elle-même. Ce dispositif de VAD est conforme non seulement aux recommandations de la recherche RéMI mais aussi à celles préconisées par la société périnatale d'Australie et de Nouvelle-Zélande (PSANZ) concernant les mesures à mettre en place lors de la sortie de maternité, selon le principe « d'aller vers. »

Elle est également conforme aux propositions de la commission des 1000 jours[108] qui souhaite *« mettre en place des visites à domicile systématiques pour tous les enfants et parents en santé et postnatal. »*[109] Car, *« construire un socle ambitieux de cette culture de la visite à domicile permet d'assurer les interventions individualisées favorables à la santé des mères, de l'enfant, du couple parental. »*[110]

Ce rapport public d'experts donne un ensemble de recommandations pour les 1000 premiers jours de l'enfant, depuis sa vie prénatale, dans la mesure où ils constituent une période essentielle pour son bon développement et sa construction. Bien que dans ce rapport, il ne soit pas fait mention du deuil périnatal, il va sans dire qu'il fait partie des vulnérabilités dont il faut tenir compte quant à l'accompagnement de la parentalité et de la santé du couple et de la famille en raison de ses effets potentiellement délétères à court, moyen et long terme. Si le rapport des 1000 jours met l'accent sur le nombre de dépressions périnatales mal dépistées, mal accompagnées et soignées,[111] le deuil périnatal, avec ses aléas, est susceptible d'affecter la construction de la parentalité actuelle et future. Il constitue, notamment, un facteur de risque dans la survenue d'une anxiété majorée,

108 Cyrulnik B. 2020. *Le rapport des 1000 premiers jours : là où tout commence.* Ministère de la Solidarité et de la Santé. Commission d'experts.

109 Idem, p. 55

110 Idem, p. 54

111 Idem, p. 36-37

d'une dépression postnatale ou de troubles de l'attachement.[112]

6.3.2 Vers un accompagnement personnalisé

La VAD permet de rencontrer la mère dans son lieu de vie, à domicile et de répondre *« à une préoccupation d'être en situation de proximité vis-à-vis des familles. »*[113] C'est pourquoi elle permet non seulement d'« aller vers » la mère, mais aussi vers le conjoint, le couple, la fratrie et la famille. Ce que commente SF2 : *« Quand j'étais sage-femme hospitalière il y avait une IMG toutes les deux gardes ; je ne savais pas ce qui se passait après puisque je ne les revoyais plus, sauf un peu en suite de couches, je n'entrais pas dans l'intimité de cette famille endeuillée. Alors que là, ça se fait tout seul. »*

Les feuilles de suivi relèvent que pour presque un tiers des situations renseignées il y a entre un à trois autres enfants au domicile ; que le conjoint était présent au moins une fois dans presque deux tiers des situations de deuil renseignées. Sur l'ensemble des 83 VAD renseignées, le conjoint était présent pour une large majorité d'entre elles. Mais les sages-femmes rencontrent aussi parfois d'autres personnes de la famille, en premier lieu la grand-mère maternelle ou paternelle, les grands-parents, voire la sœur de la patiente ou d'autres proches ; non sans être remerciées d'être venues au domicile.

Les feuilles de suivi fournissent des informations plus précises sur l'activité des sages-femmes en direction de la mère, du conjoint, et de la famille ainsi que sur leurs besoins en soutien :

Concernant le conjoint, les sages-femmes évaluent la qualité des échanges dans le couple en mentionnant le soutien qu'il peut procurer à la patiente. Les femmes semblent chercher d'abord du soutien auprès de leur conjoint et le trouver lorsqu'elles peuvent *« en parler »* avec lui et qu'il est

---

112 op. cit.

113 Rapport des 1000 jours, p. 56

« présent » émotionnellement. Certaines femmes signalent à la sage-femme qu'ils sont en *« décalage »* dans le couple dans leurs mouvements émotionnels alors qu'une sage-femme note que *« le papa est fuyant »* lors de sa visite. La situation semble plus difficile pour celles qui s'en inquiètent et qui confient à la sage-femme que le conjoint *« cache ses émotions »*, *« se réfugie dans le travail »*, *« s'occupe surtout de la logistique »* ou *« à tenir la maison »*, *« exprime moins ses sentiments »*, voire que *« la communication n'est pas possible avec lui »* même si le couple est dit *« uni. »*

SF3 commente : *'Les papas que j'ai vus étaient très présents et je ressentais qu'ils étaient en harmonie. Alors que ce que j'ai entendu pour les femmes lors d'une grossesse ultérieure, assez souvent le père de dire « il faut passer à autre chose ». Mais dans ce moment-là, ils sont vraiment ensemble. Mais j'en ai quand même vu qui n'étaient pas forcément présents […] le plus souvent les voir ensemble ce sont des rencontres, très riches, les gens sont encore moins en superficie et c'est moins classique que l'accouchement normal. Ils n'ont pas de piste […] il n'y a pas tellement d'étiquetages sociaux au début quand on les rencontre en tout cas... les diktats viennent plus tard du genre "faut oublier". Ils ne les ont pas au début.'*

SF1 pense qu' « *on a tellement l'habitude de s'occuper des femmes, les pères c'est dur. Jamais je n'ai pensé que je ne savais pas quoi dire à une maman, alors que sur le deuil j'ai d'abord eu le sentiment d'avoir aidé la mère et pas le père. Des formations m'ont aidée. Maintenant c'est beaucoup plus facile. Il y en a qui étaient présents dès la première réunion, d'autres, absents puis présents, d'autres qui ne voulaient pas qui ont fini par venir au cabinet. J'ai compris que les temps pouvaient être différents.* »

SFPMI, quant à elle, constate que *« les pères ont un autre fonctionnement. Ils parlent moins quand même, les pères, ça peut aller rapidement sur une grossesse future. Ils sont soutenants avec leur femme et font au mieux avec un autre regard. Ils sont là, la sage-femme est là, mais ils posent moins de questions que la femme. Peut-être qu'ils laissent la place aussi pour qu'on s'occupe de leur femme. »*

Sous forme de prévention, les sages-femmes expliquent qu'il faut informer les parents sur ces déphasages émotionnels, ces différences de réactions au sein du couple parental, face au deuil et la douleur, afin de les aider à préserver la qualité de leur lien.

Concernant les enfants vivants au domicile, les sages-femmes rapportent quatre situations de grossesses de plus de 20 SA, où des parents avaient caché les faits aux aînés, ou hésité à les mettre au courant. L'échange a porté sur l'importance de *« verbaliser »* la situation. Dans plusieurs situations la sage-femme note avoir conseillé des livres précis, fournis par les associations Petite Emilie ou Spama, pour aider les parents en ce sens. Ce que confirme une des mères : *« elle m'a conseillé des livres pour en parler avec mes enfants, en plus des contacts associatifs, ça m'a vraiment aidée »* (M6). Dans deux autres situations la sage-femme rapporte les commentaires faits par les enfants au sujet du bébé *« qui est parti parce qu'il ne grandissait pas »* ou de la petite sœur qui *« est morte parce qu'elle aurait été très malade » ;* ce qui témoigne de l'attention portée aux enfants présents au domicile. De manière générale, les sages-femmes signalent qu'en particulier les mères disent lutter avec leurs émotions, pour *« ne pas se laisser aller »*, pour *« s'occuper »* des enfants malgré tout, telle cette mère qui maintient une fête prévue et ne fait que *« pleurer le soir »* alors qu'une autre dit masquer ses émotions avec un sourire.

Dans ces situations les sages-femmes renvoient plus systématiquement vers les conseils du psychologue et dans un cas vers le pédopsychiatre.

Concernant la famille et l'entourage, SFPMI commente : *« d'un point de vue social, elles posent des questions par rapport à l'environnement pour annoncer les choses, à la famille, au travail »*. Les remarques manuscrites des sages-femmes montrent qu'elles évaluent avec la mère ou les deux parents la qualité des relations familiales et du réseau amical quant au soutien et aux réconforts qu'ils peuvent leur procurer.

Dans plusieurs situations, la mère de la patiente, la belle-mère, voire la sœur, est présente au domicile et dans quasiment la moitié des situations la famille est dite bien présente. Des amis sont aussi mentionnés régulièrement ou encore la communauté religieuse.

Les sages-femmes signalent aussi, plus rarement, une famille *« omniprésente »*, *« trop présente »*, qui *« campe »* chez la patiente alors qu'elle n'a plus *« d'espace »* et que la visite de la sage-femme semble soulager. Une consultation proposée au cabinet de la sage-femme semble même répondre à ce besoin. Dans une des situations, le couple n'a rien dit à la famille afin qu'ils ne soient pas trop *« intrusifs »* tandis qu'une mère se trouve en difficulté avec son frère dont la femme vient de faire une IVG. Deux femmes signalent à la sage-femme que c'est difficile de recevoir du soutien de la part d'amis qui attendent eux aussi un enfant.

Les situations d'isolement sont rares. Pour trois cas, la sage-femme signale la « solitude » des parents due à l'absence de proches, de famille ou d'amis. Par contre le sentiment de solitude, quant à lui, est présent non seulement dans les situations d'isolement, mais aussi dans celles où les parents sont bien entourés puisqu'ils signalent à la sage-femme la difficulté qu'ils ont à partager ce qui leur arrive, par crainte des réactions, comme précité. Les sages-femmes notent explicitement d'autres situations où la mère a de *« forts sentiments d'abandon »*, où les parents *« ont la sensation que les autres ne comprennent pas »*, que *« c'est difficile de le dire ou de ne pas le dire »*, qu'ils *« se sentent seuls »*, qu'ils *« ne savent pas comment communiquer avec les autres »* ou encore que *« les collègues n'ont pas de compréhension ou qu'ils ne veulent pas amplifier »* les difficultés. Deux femmes signalent par ailleurs qu'elles ne souhaitent pas de soutien et qu'elles veulent plutôt retravailler.

Ce qu'en disent les parents :

Partager leur vécu avec les proches est souvent difficile :

- *« oui, nos parents, les grands-parents de S. [leur enfant] ils s'inquiètent beaucoup pour leurs enfants, ils sont dépassés, ça ne leur est jamais arrivé. Ils sont dépassés et se disent que s'il y a des gens… quelqu'un pour prendre soin d'eux, c'est bien, y a un relais. Dans notre cas, on est resté longtemps chez nos parents respectifs… Et ils ont aussi leur propre chagrin à gérer »* (P1) ;

- *« Et aussi pour ce qui concerne la famille, tout de suite ils nous ont parlé des psys et tout ça. Enfin moi ça ne me parlait pas et je trouvais que c'était aussi un peu méconnaître le deuil en fait. En fait, on est vite pressé d'aller mieux, par les autres aussi, je sais pas comment dire, mais s'il faut - aller voir l'expert un tel… Mais ils étaient très contents qu'on ait ça [la visite de la sage-femme] je pense qu'ils trouvaient bien aussi qu'on fasse quelque chose ensemble, quelque chose à tous les deux »* (M1) ;

- *« Avec la famille, on a l'impression de danser sur des œufs. Les gens essaient d'en parler le moins possible pour ne pas faire de la peine, ne pas blesser, et n'être pas maladroits, peut-être, parce qu'ils ne savent pas forcément comment l'appréhender et, par moments, on n'ose peut-être pas dire certaines choses. Et puis de notre côté, pareil, on n'a pas envie de les peiner et quand c'est des choses négatives, ça plombe un peu l'ambiance »* (P2) ;

- « *C'est difficile de faire la part des choses. oui...mais en même temps on ne sait pas ce qu'on veut...on ne sait pas ce qu'on veut. Parce que partager son vécu, OK, mais quand il se passe un événement comme ça dans une famille, ça plombe tout le monde et sur des générations, toutes les cousines, toutes les femmes suivantes vont aborder leurs grossesses avec cette ombre, oui, moi du coup on a découvert que ma grand-mère maternelle avait eu une petite fille mort-née elle aussi, avant cinq garçons. Personne n'en avait jamais parlé »* (M2) ;

- *« avec les autres, c'est très compliqué. Nous sommes dans une période où les copains-copines sont parents, donc c'est difficile. Mais souvent on n'en parle pas vraiment avec les autres, oui, ils ne savent pas quoi dire, pas quoi faire. Parce qu'au niveau familial on en a parlé sur le moment, mais on ne revient pas dessus, on n'aime pas trop rabâcher* » (M3) ;

- « *oui, moi je ne suis pas du tout du corps médical, mais avec la famille je dois en plus expliquer le sens des termes, la portée des choses et du coup c'est encore pire [...] Il faut rassurer la famille tout en vulgarisant la situation et les émotions fortes c'est peut-être celles qu'on ne peut pas dire. De ce fait avec la famille on ne peut pas beaucoup discuter* » (P3) ;

- « *C'est dur avec la famille quand j'arrive à parler d'elle parce que j'ai envie d'en parler tout le temps. J'ai eu quelques échanges avec des proches en individuel sur le vécu de grossesse, la manière dont elle réagissait dans mon ventre, ça faisait du bien, mais c'était des moments au compte-goutte...et pas d'échange sur la naissance, rien sur l'accouchement ce que j'ai trouvé dur parce que souvent on les entend raconter le leur et je n'ai pas pu le raconter. Dans mon entourage ils étaient surpris que j'aie accouché... oui le bébé a été 8 mois dans mon ventre, il a bien fallu qu'il sorte* » (M4) ;

- « *oui, c'est vrai que c'est compliqué d'en parler avec les proches et souvent les proches s'orientent plus sur la maman ; on m'appelle pour me demander comment elle va et moi ça passe en deuxième ou troisième, je ne sais pas, c'est comme si ça ne comptait pas* » (P4) ;

« *en fait, on n'a pas d'entourage familial proche et pas beaucoup d'amis. De toute façon je ne supportais plus les autres. Du coup, on était encore plus seul* » (M5) ;

- « *La famille est complètement paralysée. J'ai pu échanger avec elle [la sage-femme], extérioriser les choses du moment, j'ai parlé ; que ce ne soit pas un tabou, dans la famille ils ne savaient pas quoi dire, comment faire* » (M6) ;

- « *Comment se soutenir quand tout le monde est noyé par la douleur ? Personne ne sait comment faire. J'avais besoin d'eux, mais je pouvais aussi être en colère et ne pas les supporter. Au début j'étais tellement en colère* » (M7).

La visite de la sage-femme peut faciliter les interactions avec l'entourage :

- « *je pense que c'est important de comprendre que pour être soutenu par les gens qu'on aime, par les amis et tout ça, il faut presque faire de la pédagogie sur ce que l'on vit parce que c'est très inhabituel, du coup trouver la force d'expliquer ce que l'on vit, ce que l'on ressent eh bien je pense que ça [la visite de la sage-femme] nous a beaucoup aidés pour ça. [...] Après en fait on se rend compte que les gens veulent nous aider, mais que si on ne leur dit rien de ce que l'on ressent ils se disent qu'il vaut mieux ne pas ne parler sinon ça va raviver des choses douloureuses [...] Du coup ça a permis d'activer les soutiens autour de nous, cela a permis ça* » (M1) ;

- « *en réalité, ça [la visite de la sage-femme] permet juste d'être reconnu dans ses sentiments, sans le nier, oui on a le droit d'être en colère, on a le droit de ne pas comprendre, je pense que c'est, psychologiquement la base. C'est important parce que sinon on ne peut pas s'autoriser à avoir des sentiments légitimes ou penser que personne ne nous comprend* » (P1) ;

- « *N'empêche que la sage-femme arrive après, et je ne dis pas qu'on a retrouvé ses esprits, mais on essaie, on est moins choqué que quand on est à l'hôpital. Du coup, même si elle répète la même chose, ça fait du bien. On en a besoin. On est moins choqué qu'à l'hôpital, on a plus de temps, on peut en parler* » (M2) ;

- « *C'est bien d'avoir une autre personne et j'ai tout vécu avec elle [sa femme] de A à Z, pendant l'intervention [l'IMG], après l'intervention. Et c'est bien de savoir qu'il y a quelqu'un d'autre qui prend le relais, pas le relais, mais qui n'a pas forcément ce bagage émotif en plus* » (P3) ;

- « *on a peut-être moins de filtres avec la sage-femme au final, ce sont les deux personnes qui savent ce qui s'est passé. Car la famille, elle sait, mais dans les grandes lignes. Lui, il était là. Et la sage-femme, elle sait comment ça se passe.* » (M3) ;

- « *Avec la sage-femme, j'ai pu me lâcher, au début j'étais très en colère et toutes ces choses qu'elle m'a dit comment ça allait se passer ah oui quand c'est arrivé ça m'a préparée. Ne serait-ce que pour les obsèques. Je n'étais pas seule dans ma tête même quand c'était dur* » (M6).

La visite de la sage-femme peut soutenir les échanges dans le couple :

- « *Et dans le couple déjà d'entendre parler l'autre devant un tiers, et c'était aussi un rendez-vous avec notre bébé, de parler de lui ensemble ça faisait du bien parce que des fois on est tellement ensemble qu'on n'a plus suffisamment de recul sur comment l'autre se sent et il y a plein de choses qui nous échappent. C'est précieux parce que chacun parle en son nom et du coup on comprend mieux ce qu'il vit, moi ça m'a aidée, parce que sinon ça peut être un moment d'éloignement pour les couples* » (M1) ;

- « *Malgré tout le plus important, c'est l'écoute du ressenti de la personne. C'est important que chacun de nous puisse s'exprimer là-dessus [avec la sage-femme] et être entendu par l'autre* » (M2) ;

- « *C'était un peu global, disons que moi j'ai plutôt du mal à envisager à me mettre dans une pièce, seul avec quelqu'un que je ne connais pas avec mes problèmes. J'ai du mal à le faire. Être trois ça aide à libérer la parole. Parfois juste d'écouter ma femme parler de ce qu'elle vit, ça me permet de mettre des mots sur ce que je ressens* » (P4) ;

- « *Dans nos conversations à trois, il a dit des choses qu'il ne m'avait pas dites, alors que j'avais l'impression qu'on se parlait beaucoup. Ça m'a fait du bien* » (M4) ;

- « *elle ne nous a pas infantilisés et moi elle m'a aussi demandé comment j'allais et elle m'a posé des questions, elle était là pour nous deux* » (P5) ;

- « *J'ai pu parler tout de suite et c'est important de parler tout de suite et puis c'est très personnel, parce que c'est aussi par rapport à son conjoint, c'est très personnel, il était là, on a parlé tous ensemble, mais il s'est tu...il garde tout pour lui, mais il était là ...et puis il y a tout ce qui touche au corps féminin, des ressentis, de la culpabilité de ne pas avoir senti ou autre. Il faut une personne attentive à ces choses-là* » (M6).

Les données rapportées par les VAD rappellent combien la perte d'un enfant affecte l'ensemble de la famille qui l'attendait dans son quotidien et dans leurs liens de parents, de grands-parents, de couple, de famille, et plus loin, dans le réseau des proches. Les visites à domicile dans le cadre du deuil périnatal permettent d'apporter des soins somatiques à la mère ainsi qu'une intervention positive qui soutient les liens avec les proches en facilitant les échanges. Une sage-femme note d'ailleurs que les conseils donnés pour les échanges avec les collègues de travail *« ont beaucoup aidé »* la patiente.

Une meilleure expression émotionnelle ainsi que la circulation de la parole sont bénéfiques à l'évolution des processus du deuil alors que là VAD permet *« d'assurer les interventions individualisées favorables à la santé des mères, de l'enfant, du couple par*ental. »[114] L'intervention de la sage-femme peut atténuer les sentiments d'incompréhensions et de solitude, les difficultés d'interactions avec les autres et le manque de soutien social qui accompagnent ces situations. Ces difficultés font souvent partie des processus de deuil. Elles sont également présentes lors d'un deuil périnatal comme le rapporte une revue de la littérature récente de 2022.[115]

6.3.3 Proposer des partenaires professionnels ou associatifs selon les besoins

Les feuilles de suivi rapportent que dans presque la moitié des situations la sage-femme a proposé l'aide d'autres professionnels ou des associations dédiées. Ce qui suppose que les bénéfices de ce recours ont été discutés en fonction de l'évaluation qu'elle a faite des besoins de la mère et des parents. Sur les situations renseignées, une seule fois, une sage-femme s'est assurée d'une prise en charge psychiatrique et psychologique pour la mère et le père alors que ces derniers présentaient des symptômes psychiques alarmants de décompensation.

Toutefois, en dehors de la consultation postnatale prévue à la maternité, dont les sages-femmes s'enquièrent par leurs mentions sur les feuilles de suivi, ce sont des soins corporels qui sont proposés avec le kinésithérapeute pour des maux de

---

114 Rapport des 1000 jours, p. 81

115 Shanderigh NB. 2022. The Trauma of Perinatal Loss : a Scoping Review, *Trauma Care,* 2(3): 392-407

dos ou ligamentaires, des soins d'intégration corporelle, notamment avec l'ostéopathe ou le sophrologue, voire des soins de confort comme le massage.

Cependant, la majorité des propositions renseignées concernent le renvoi vers les associations dédiées au deuil périnatal (Agapa, Petite Emilie, Spama), et vers des propositions de groupes de paroles. Mais, les sages-femmes renvoient également principalement vers la consultation du psychologue. Certaines femmes ont une consultation prévue en postnatal au sein de la maternité, mais, fait récurrent, la plupart n'en ont pas. De ce fait, les sages-femmes proposent la consultation du psychologue grâce à leur réseau professionnel.

Ce réseau semble indispensable dans le cadre de ces visites comme le commente SF1 : *« C'est un accompagnement qu'on ne peut pas faire tout seul. Le deuil, il faut être émotionnellement solide, mais ce n'est pas décourageant, en tant que sage-femme, on rencontre bien d'autres situations difficiles. C'est exactement la même chose, du même type que les femmes victimes de violences par exemple, on n'est pas psy, mais si on ne pose pas la question, on n'aura pas la réponse, si personne n'y va, on ne peut pas dépister, accompagner, orienter. Les sages-femmes doivent avoir des contacts, il faut avoir son carnet d'adresses, ses contacts professionnels, ses livres pour enfants, travailler en réseau. Dans mon expérience, m'installer en libéral, ça m'a beaucoup poussé à développer mon réseau et mes contacts. Je travaille beaucoup plus en lien avec la maternité, la psy, le kiné, l'ostéo, les médecines douces. »*

SFPMI dit qu' *« en fait en PMI, on travaille déjà en réseau, avec nos collègues, on a déjà tout un réseau de professionnels à disposition, comme la psychologue par exemple. C'est le propre de la PMI. En plus, on a aussi des contacts institutionnels et on connaît bien les associations et le secteur libéral local. C'est sûr qu'il faut avoir des relais. »*

Dans le rapport RéMI, plus d'un tiers des femmes revues par les enquêtrices, trois semaines après leur sortie d'hôpital, avaient également été réorientées vers Empathie 93, des prises en charge psychologiques, des associations telles Petite

Emilie, Naître et Vivre, la PMI ou des structures de soins.[116] Ce qui témoigne de leurs besoins en soutien lors du retour à domicile.

Des moments « charnières »

Pour les sages-femmes, les visites à domicile, et les orientations qui s'en suivent éventuellement, interviennent à *« deux moments charnières »*, ou *« compliqués »*, d'après elles :

- **le premier étant le retour à domicile,** très rapide, qui prive les parents de soignants, *« où tout va tellement vite »*, avec un *« tempo beaucoup trop rapide »* (SF1 et SF3). Pour les IMG, ce retour est *« juste immédiat après l'interruption de grossesse [...] bien qu'on ait une boîte mail et que nos patientes ne sortent jamais sans nos coordonnées et elles savent qu'elles peuvent nous contacter si elles ne se sentent pas bien et il y a une réponse dans le quart d'heure. Mais pas le week-end. Sinon c'est de 8 h 30 à 17 h 30 »* (SFDAN).

Cette sage-femme confirme par ailleurs que la proposition de VAD est rarement refusée, qu'en « *général c'est oui* », lorsqu'une sage-femme est trouvée. Elle souligne aussi combien les retours des femmes « *oui, c'est du positif, vraiment. Que ça a été apaisant que cela a permis de redébriefer, certaines femmes cela les avait vraiment aidées, car elles avaient une telle détresse au retour à la maison. Elles ne voulaient pas parler de certaines choses à leur compagnon, à leurs enfants. C'était auprès de la sage-femme que cela pouvait se faire [...] Si c'est une IMG avec examen du bébé, on les revoit que trois mois après, le temps d'avoir les résultats et, sans autopsie, trois semaines après. Trois semaines, un mois après, il y a eu le retour à la maison, mais il y a des choses qui ont pu se mettre à distance, sans pouvoir les exprimer et les partager. Trois quatre mois après, c'est loin, ce n'est pas simple, et revenir, ça ravive la douleur. Les témoignages sont toujours positifs et constructifs.* »

116 Rapport RéMI, volet épidémiologique, p. 103

SF3 commente ce moment : *« Sans la visite de la sage-femme, ils iraient voir personne ou la psy s'ils n'arrivent pas à digérer. C'est donc très positif de rendre visite à ces gens qui viennent d'accoucher, qui sont dans le deuil et la difficulté et sans ce qu'on fait là, ils seraient tout seuls, comme la plupart des gens sont tout seuls dans cette aventure. Et avec la difficulté d'en parler autour d'eux. Je pense que ça rend moins difficile d'en parler autour de soi si nous on y va aussi et qu'on reconnaît ça comme un événement de la vie et qui peut être parlé et aussi avec les gens qui sont auprès d'eux. »*

SFPMI confirme : *« j'ai senti de ça avait vraiment servi aux femmes, qu'elles se sentaient soutenues, écoutées, qu'elles pouvaient se décharger, échanger après ce gros choc. Tout ça leur sert, cet entretien, cette visite à domicile parce qu'elles sortent de la maternité, seules, sans enfant, complètement désemparées, c'est un drame, et le fait de pouvoir en parler à une sage-femme, ça les aide. On est témoin de ce qui s'est passé, on les aide à cheminer même quand c'est une IMG et qu'il y a eu des explications et une décision. On reste des témoins, on ne les oublie pas en les laissant seuls de côté. On peut échanger sur le fait que cela arrive à d'autres, à d'autres couples. C'est une façon de dire qu'ils ne sont pas les seuls à avoir eu ce problème-là. »*

Durant l'année 2022, lors des réunions de régulation et d'échanges organisés à la maternité Port-Royal, les propos des femmes, rapportés par les médecins obstétriciens lors de leur visite postnatale, vont également dans ce sens ; notamment parce qu'elles disent qu'elles se *« sentent moins seules »* et *« qu'on ne les laisse pas tomber »* lors du retour à domicile.

- **Le deuxième moment « charnière »** ou « compliqué » identifié par la sage-femme du DAN concerne la date qui était prévue pour l'accouchement, mais également, pour 2 autres sages-femmes, *« la date anniversaire d'un mois, c'est un moment de creux. C'est important pour eux de voir qu'ils ne sont plus au même stade que pour la première visite à domicile. C'est un moment avec un gros affect et parfois une rechute »* (SF1). Ces moments apparaissent avec le poids des « dates anniversaires » dans le contexte du deuil périnatal, en forte résonance avec l'événement de la perte du bébé. La date prévue, ou la date effective de sa naissance sans vie resteront des dates marquantes dans la vie des femmes et des parents.

Lorsque la sage-femme intervient rapidement après la sortie de la maternité, et qu'elle maintient un suivi à domicile sur les premières semaines, elle a l'occasion d'être disponible auprès des femmes et des parents lors de ces moments « charnières » et de proposer des réorientations si besoin. C'est particulièrement perceptible pour le renvoi vers les psychologues de la maternité lorsque la proposition reste déclinée au retour à domicile ; notamment, d'après les feuilles de suivi, parce la femme et les parents ne veulent pas y retourner, ou qu'ils n'ont *« pas accroché »*. Mais, peut-être également parce que la professionnelle reste fortement associée avec le moment de la perte du bébé, ou le temps douloureux du choix et de la réalisation d'une IMG, alors que les parents sont dans la violence de leur vécu et la sidération qui fige encore les mots.

SF1 commente : *« la psy ça peut n'être pas très bien reçu, je le pense, parce que ça va tellement vite avec l'IMG où en une semaine tout bascule. Il y a un numéro quelque part, mais si la psy ou la sage-femme disent aux parents "on se rappellera", pour ma part je ne suis pas sûr du résultat si je n'étais pas passée au domicile. Il y en a même qui ont très mal pris l'intervention de la psy juste après. Les voir avant ça va, ça permet de mettre des mots, mais après en quittant la maternité, ce n'est pas toujours très bien vécu à ce moment-là. »*

SFPMI pense que *« l'orientation, pour certains parents ce n'est pas bon tout de suite, c'est vrai que tout de suite ils sont chez eux, ils sont renfermés, c'est bien de pouvoir parler avec la sage-femme des vêtements pour le bébé, le lit, les affaires...et se confier d'un point de vue psychologique, aller à leur rythme, pouvoir envisager d'aller vers des associations, des professionnels, une psychologue même s'ils ne s'en saisissent pas tout de suite. »*

Ce qu'en disent certains parents :

- *« On nous a proposé la psychologue, mais on avait l'impression qu'ils [l'équipe médicale] n'assument pas du tout leur responsabilité et que d'une certaine manière, ils ne sont pas prêts, prêts à accompagner l'accouchement qui n'a pas… qui n'a pas été… qui s'est mal passé » (M1) ;*

- *« Et aussi pour ce qui concerne la famille, tout de suite ils nous ont parlé des psys et tout ça. Enfin moi ça ne me parlait pas et je trouvais que c'était aussi un peu méconnaître le deuil en fait, c'était comme si c'était autre chose »* (P1) ;

- *« Parce que moi, une psychologue, je n'ai jamais eu de très bonnes finalités avec les psychologues que j'ai pu avoir à l'hôpital. Peut-être que c'est lié »* (M2) ;

- *« Oui pour le suivi psychologique, elle [la sage-femme] m'a envoyée du coup chez une de ses collègues qui était aussi dans le cercle, mais là c'était plus progressif. Ce n'était pas tout de suite. On nous a fait voir une psychologue à la maternité. Ça ne s'est pas très très bien passé. On n'a pas accroché, on n'était pas prêts, après chacun ses préférences… on n'a pas du tout accroché, du coup c'était bien qu'elle nous relance après »* (M3) ;

- *« Dans ma tête je pensais que la psychologue de la maternité c'était pas un suivi, mais juste un moment d'écoute d'urgence et je n'étais pas prête à ça, moi de toute façon je n'étais pas prête à faire un entretien, je voulais juste passer du temps avec mon bébé » (M4) ;*

- *« Et même c'était une continuation autour de la maternité et le grand problème avec les psychologues c'est qu'on a l'impression que ça devient pathologique tout de suite le deuil »* (P4) ;

- *« La psychologue de la maternité, elle devait passer. On n'a vu personne. De toute façon c'était sûrement pour voir si j'avais des idées suicidaires. C'est la sage-femme qui m'a trouvé un endroit où aller après. De toute façon, au début je ne voulais pas sortir »* (M5) ;

- *« La sage-femme c'était vraiment le deuil par rapport à N. [son enfant] et la psychologue c'est plus ma construction de femme on va dire. Avec elle, c'est ma relation avec ma mère, c'est très compliqué, et je ne pouvais pas comprendre tout de suite »* (M7).

6.4 Être parents d'un enfant sans vie

Les informations rapportées par les sages-femmes témoignent du partage de l'existence de l'enfant et de sa naissance sans vie puisque dans deux tiers des situations renseignées elles notent sur les feuilles de suivi que l'enfant a reçu un prénom qu'elles mentionnent parfois, alors que dans un cas les parents *« réfléchissent »* à le faire. Ces enjeux peuvent être rediscutés avec la sage-femme. Dans plus de deux tiers des situations, l'enfant leur a été présenté puisque la sage-femme mentionne qu'ils l'*ont* vu ; et pour une mère qu'elle est *« soulagée de l'avoir vu »*. Dans presque un tiers des situations, des photos ont été prises.

6.4.1 Des préoccupations de parents.

Les sages-femmes commentent combien l'enfant sans vie est présent dans le postnatal des parents et pendant leur consultation, dans le partage de toutes les activités qui le concerne.

SF2 commente : *« on s'occupe de l'enfant, pas en l'examinant, certes, mais de l'enfant défunt, l'enfant qui n'est pas là, mais on s'en occupe. On a écouté, répondu sur l'état civil, le devenir du corps, l'autopsie. On va y retourner de toute façon. À chaque étape, il y a du nouveau : elle avait vu son bébé, elle était retournée à la chambre mortuaire, finalement elle préfère des obsèques au don du corps, des photos retouchées, le bracelet avec les étoiles, où elle dit "ça, c'est ma petite fille". Il faut revenir parce que ce n'est pas possible en une fois. »*

De même SF3 explique : *« Alors que c'est vrai qu'avec un bébé vivant, il y a des choses à faire, prendre soin de lui, le peser, voilà, etc ...c'est sûr, mais là oui, il y a aussi des choses à faire pour lui, on en parle, qu'est-ce qu'ils font des affaires, est-ce qu'ils veulent que le bébé soit inscrit sur le livret familial, on voit les papiers, s'ils veulent faire une cérémonie. Là, j'ai une maman qui vient de faire un très beau trajet avec une belle cérémonie. On en a parlé, c'est vrai qu'on en a parlé. Ce n'est pas morbide. »*

SFPMI pense que *« la sage-femme est là pour l'enfant vivant, la sage-femme est là quand l'enfant n'est pas là et c'est un peu moins dissocié. La visite, c'est la réalité, et ça aide les parents à continuer. Sinon ils se sentent abandonnés et seuls face à leur deuil. C'est bien qu'on soit là. C'est plus doux pour les parents que cela soit une sage-femme dans la continuité des choses. On participe à ce qui se passe, pour la boîte à souvenir, pour laisser un souvenir au bébé qui va être enterré, les objets achetés pour le bébé, est-ce qu'on va en garder un, un doudou, pour le laisser à l'enfant, une petite lettre... C'est bien de préparer les funérailles, aussi, on s'occupe de cet enfant avec eux, c'est la parentalité en creux. »*

Comme précitées, les feuilles de suivi renseignent sur le fait que dans trois quarts des situations renseignées, les parents souhaitent des funérailles pour leur enfant alors que plus de la moitié les organisent eux-mêmes ; sans distinction entre les décès anticipés pour les IMG en comparaison des autres, toutefois sensiblement moins pour des termes inférieurs à 20 SA. Les sages-femmes notent que les funérailles sont *« en cours d'organisation »*, *« prévues »*, *« faites »*, *« en attente des résultats d'autopsie pour être organisées »*, voire *« ont lieu ce jour »*, lors de la visite.

Dans une dizaine de situations, les sages-femmes rapportent des souhaits de crémation collective, notamment en raison de la prise en charge des frais à engager. Certaines notent qu'elles donnent des informations concernant le Carré des Anges ainsi que la cérémonie organisée trimestriellement par le cimetière du Père-Lachaise à Paris.[117] Dans une des situations, la sage-femme accompagne les hésitations des parents dans ce choix alors qu'ils ont l'impression que *« c'est abandonner leur enfant et qu'ils ont signé trop vite. »*

Le devenir du corps de l'enfant est un sujet abordé par les parents avec la sage-femme tout comme le devenir de tout ce qui le concerne dans le projet que les parents avaient fait pour lui. Des remarques manuscrites témoignent de ce qui est partagé avec la sage-femme tel ce *« le lange qui va le suivre dans le*

---

117 Rocle J. 2011. Une cérémonie pour les tout-petits, *Études sur la mort*, 140 (2): 103 112

cercueil », *« son bonnet et ses empreintes »*, *« le médaillon »* offert par la famille ou les amis, *« les affaires gardées »*, *« cachées »*, *« données »* ou *« enlevées »*, *« l'album »* de grossesse réalisé ou encore *« la plantation commémorative d'un arbre »*, *« la peinture d'un tableau pour le bébé »*, voire le tri des documents de *« la boîte à souvenirs »* ou la *« discussion sur la présence des enfants aux funérailles. »*

Le postnatal des parents endeuillés est occupé par l'absence de l'enfant attendu et, très pratiquement, par des activités liées à son décès, dont les funérailles, avec l'obligation de réorganiser leur réalité, notamment en ce qui concerne les démarches administratives, les droits sociaux et la question de l'arrêt de travail ou des congés de maternité et de paternité s'il y a lieu. Les sages-femmes notent les informations données et leurs interventions pour *« un certificat oublié »*, *« une IMG toujours pas déclarée à la sécu »*, *« un employeur qui ne reconnaît pas le congé maternité »*, le renvoi vers *« le médiateur de la sécu »*, le problème avec l'Assurance Maladie pour *« le report du congé maternité »* ou avec la Caisse d'Allocations Familiales (CAF) concernant la *« prime de naissance »*. Ce sont autant de situations sociales clairement établies avec l'existence du bébé qui deviennent problématiques avec sa disparition. Elles résonnent douloureusement avec sa disparition autant qu'avec une forme de relégation sociale.

Ce qu'en disent les parents :

- *« alors la gestion de la CAF, l'idée qu'il va falloir se battre avec la CAF pour prouver que le bébé est mort-né, avec un certificat d'accouchement, le leur envoyer pour qu'ils annulent la grossesse...hein, qu'ils n'envoient pas la prime de naissance »* (M2) ;

- *« Et puis sa carte vitale qui est restée bloquée sur "maternité" [...] En tous cas, sur Paris, c'est compliqué. Si tout était balisé, on pourrait imaginer que la CAF ne pourrait que se mettre au pas »* (P2) ;

- *« ah oui on a eu beaucoup de papiers à faire, la sécu, la CAF, le travail, c'est là qu'il ne faut pas lâcher, à mon avis, c'est ça le plus dur. Tant qu'on est dans l'action et ce qu'il faut faire, chacun a ses moyens pour être solide, plus ou moins. Mais dès qu'on lâche la pression, c'est comme après un accident... et pour l'administration quand on n'a pas eu de bébé, c'est comme si rien ne s'était passé »* (P3) ;

- *« Pour les papiers, sans cette personne [la sage-femme] j'aurais jamais su le faire, quoi faire »* (M3) ;

- *« on était très clivés pour faire en sorte que les choses fonctionnent, on avait des papiers à faire, il fallait faire le tour des mairies, la sécu... j'étais un peu perdue là-dessus, j'ai contacté la Sécu pour dire "comment on fait", mais ça n'a pas marché »* (M4) ;

- *« la Sécu était censée nous envoyer des choses qu'elle ne nous a pas envoyées et rien n'allait, on n'avait pas besoin de ça en plus »* (P4) ;

- *« c'était compliqué avec la CAF, on ne pouvait pas les joindre, il n'y avait personne »* (P5) ;

- *« entre mon employeur et les problèmes avec la sécu, personne ne voulait comprendre ce qui s'était passé. J'étais très en colère, c'est comme s'il fallait expliquer à tout bout de champ que oui N. [son bébé] avait bien existé »* (M7).

Ces activités liées au décès de l'enfant peuvent être soutenues, partagées et discutées avec la sage-femme lorsqu'elle vient au domicile. Tout se passe comme si elle était là pour accompagner les préoccupations des parents concernant leur enfant décédé et discuter avec eux de ce qu'il serait préférable de faire pour lui comme elle le fait avec les parents d'un enfant vivant. Étant au domicile des parents, où cet enfant était attendu, ce partage confirme, de manière à la fois concrète et symbolique, sa place singulière, son existence individuelle et sa disparation au sein de la famille. Le soutien de ces « préoccupations » conforte leurs compétences parentales à s'occuper d'un enfant, fût-il décédé. De cette manière, il est aussi susceptible d'atténuer ce *« rapport à la maternité complètement blessé »* (M1).

6.4.2 Être ou ne pas être des parents

Cette réalité sociale devenue problématique dans son organisation relationnelle, matérielle et administrative, notamment avec les *«papiers»*, est en écho avec celle, problématique, du statut de parent même lorsqu'il s'agit d'enregistrer l'enfant sans vie à l'état civil. Une sage-femme note qu'une mère s'est trouvée très mal à l'aise devant l'insistance de l'officier de l'état civil à lui demander *« la date de naissance de son enfant »*, alors qu'un père commente :

« ce qui est particulier c'est cette espèce d'ambivalence où l'existence officielle est donnée par la liberté de choix des parents : est-ce que vous voulez l'inscrire ou pas sur le livret de famille ; il existe, il n'existe pas, on peut le nommer, on ne le nomme pas, comme si ça dépendait de nous qu'il existe ou pas, ah oui. On est un peu désemparés, on a l'impression un peu de tricher, voilà c'est un peu bizarre...très bizarre » (P2).

Tout se passe comme si le statut de père ou de mère devenait incertain dès lors que l'existence de l'enfant semble elle-même incertaine. Pour les mères, il n'existe plus « ni dedans ni dehors. »[118] Mais relativiser ou douter de l'existence de l'enfant, c'est relativiser sa perte et douter du statut des parents avec leur vécu et leur détresse. C'est bien là un des points d'achoppement du deuil périnatal où la visite de la sage-femme au domicile prend la forme d'une intervention très positive comme en témoignent ces parents :

Les mères :

- « *Au début je me disais "est-ce que j'ai été mère" ou "est-ce que je le suis toujours encore", "maintenant que l'enfant n'est plus là, je ne le suis plus, je redeviens comme j'étais avant." Alors que si l'enfant meurt, on l'est toujours ce n'est pas évident à réaliser quand on n'a plus son bébé [...] réaliser que malgré tout on est tout de même parents, même si on a pas du tout vécu la même chose que la majorité des parents, car quand le bébé arrive, ils s'occupent tout de suite de lui et sont parents sans se poser de questions [...] Mais vu comment je me sentais au début parce que dans le regard des autres, en fait, je me souviens d'une collègue qui avait vécu la même chose et de quelqu'un qui disait "maintenant elle est maman", seulement parce qu'elle a eu un autre enfant. Donc dans sa tête, on n'est*

118 Soubieux MJ, 2013, p. 23

pas parents. On ne deviendra parents que le jour où on aura un autre enfant. Cela m'avait attristée. Et je pense que si l'on n'avait pas eu cette personne [la sage-femme] pour nous aider à en prendre conscience pour nous le dire, du coup que nous aussi on peut se dire "oui nous aussi on est parents", ça légitime [...] on s'est sentis un peu plus légitimes pour ça même si ça reste abstrait, enfin pas abstrait parce que nous on le sent aussi quand même ; mais c'est invisible puisque l'on a pas d'autre enfant. Mais le fait de se sentir fondés à se dire "je suis une mère je suis un père", le fait qu'on soit encouragé à nous sentir comme ça parce que sinon on est tenté par le passé » (M1) ;

- *« j'aurais eu du mal à me confier et trouvé légitimes certains ressentis que j'avais si ce n'était pas une sage-femme qui sait ce qu'on vit. Je n'arrivais pas à me situer sur mon identité et ce que j'étais ; est ce qu'avoir un bébé mort ça veut dire qu'on est parents ou pas (pleurs) et ça c'est elle qui me l'a dit, qu'on est des parents ça m'a permis de faire mon processus de dire "OK on a eu un bébé, notre bébé n'est plus, mais on est toujours ses parents [...] le fait que la sage-femme connaisse ce genre de deuil, qu'elle connaisse d'autres parents, qu'elle puisse nous dire aussi ce que vivent les autres parents, qu'est ce qui aide les autres et pourrait nous aider [...] et personne ne nous pose la question "comment on va en tant que parents ?". La seule à nous poser cette question-là, c'est la sage-femme, et la famille, les amis, ils arrivent à tout petits pas à nous demander comment ça va, ils vont juste nous demander si le moral va à peu près. On n'a pas de reconnaissance en tant que parents, on est des personnes qui ont perdu un bébé. On ne parle pas du bébé"* (M4) ;

- « *en sortant de la maternité, c'est déjà si dur de rentrer sans enfant et comment on fait avec les autres pour leur expliquer qu'il n'y a pas de bébé et que je rentre seule à la maison. Le petit livret [de la sage-femme] c'était pour expliquer aux enfants que le bébé ne rentrait pas à la maison, que j'étais aussi maman de ce bébé-là »* (M6) ;

- « *c'est vrai, avant les enfants je m'en fichais un peu hein et maintenant c'est impressionnant comme j'ai cette approche maternelle. Encore ce matin j'ai craqué pour une petite fille. Qu'elle [la sage-femme] reconnaisse en moi une « maman », c'est comme si elle m'autorisait l'expérience des autres parents. Et en plus, quand elle me l'a dit je me suis dit « c'est ça. » C'est comme si je faisais une assimilation. Et depuis j'avance différemment »* (M7).

Les pères :

- *« Mais je pense que le père il devient surtout père quand il reçoit le bébé, quand on lui donne le bébé, il est papa, mais quand on lui donne son bébé, il réalise vraiment qu'il est papa et qu'il a perdu son bébé en même temps. Pour que ça s'inscrive [...] pour développer cette paternité et que ce soit clair pour qu'il réalise lui aussi qu'il est papa encore maintenant, mais c'est peut-être encore plus compliqué parce qu'il y a eu peu d'interactions avec le bébé […] Et puis que quelqu'un reconnaisse qu'on est parents ; la sage-femme a beaucoup insisté sur ça au début. Comme nous c'est notre premier et qu'il n'y a pas de bébé après, il n'y a pas de signe de parentalité qui reste. Il n'y a pas de signes extérieurs pour nous dire qu'on est parents… Si ce n'est des gens qui nous disent qu'on est parents et que dans le regard de quelques personnes au moins on soit parents, sinon ça ne se voit pas de l'extérieur. Pour un père c'est encore plus difficile »* (P1) ;

- *« à 5 mois passés on s'était projeté, mais pas matériellement, on en parle facilement, et la sage-femme je sais que moi je suis assez terre à terre au final, le plus important, c'est de se dire que oui ça valide ce qui s'est passé, mais on va pouvoir avancer et démarrer un nouveau chapitre »* (P2) ;

- *« j'ai l'impression que moins que C. (la mère), j'ai besoin que ce soit socialement reconnu c'est plutôt une relation à moi-même, c'était dans cette relation à moi-même que j'avais cette perte de repères. Qu'est-ce que j'ai le droit de me dire sur moi ? Ben si personne ne me regarde comme père, au moins la sage-femme... »* (P4) ;

- *« déjà, le bébé c'est la mère qui le porte. Je me sentais père parce qu'on partageait tout pendant la grossesse. J'allais à tous les rendez-vous. Mais là, y avait plus rien sur quoi s'appuyer ...sans bébé. Et la sage-femme, c'est comme si c'était quelqu'un qui me redonnait une place de père. Pour les funérailles, elle nous a envoyé un message, à nous les parents, franchement ça nous a fait du bien »* (P5).

Dans le discours des parents, le fait de bénéficier de l'intérêt d'une sage-femme, dont une des fonctions et le rôle sont principalement dédiés au suivi de la grossesse, à l'accouchement, au développement de l'enfant *in utero* et après la naissance, permet aux parents de l'identifier comme une professionnelle en miroir avec la construction de leur parentalité. Le père peut y trouver une confirmation de sa paternité comme de sa place malgré les incertitudes sur son statut qui peuvent le tarauder.

Être nommé et reconnu par la sage-femme, comme père ou mère de l'enfant disparu, peut prendre la forme d'une véritable confirmation de l'existence de l'enfant qui a été et qui n'est plus ainsi qu'une authentification de ses parents. Suivant une perspective symbolique, la sage-femme apparaît comme une figure qui témoigne de la filiation dans la naissance et qui reste le témoin de celle de l'enfant disparu. Elle atteste de sa place dans le système de parenté, tout comme il en est pour toute naissance vivante ; d'autant plus que c'est presque toujours une sage-femme qui confirme la naissance d'un enfant en rédigeant son certificat d'accouchement, qu'il soit né vivant ou sans vie.

6.4.3 Parler, un récit pour « faire exister » et être reconnu

Les feuilles de suivi font état de la place que prend la parole dans les visites à domicile des sages-femmes et combien elles en tiennent compte, notamment concernant la communication dans les échanges analysés plus haut. Dans les extraits de discours restitués jusqu'à ce stade de l'analyse, « parler » est un enjeu récurrent puisque cette activité apparaît de nombreuses fois, surtout chez les mères et les sages-femmes, mais aussi chez les pères.

De manière plus précise, sur les feuilles de suivi des sages-femmes, certaines remarques manuscrites renseignent sur la place prise par la parole lorsqu'il est noté *« parle beaucoup »*, *« parle ++ »* ou *« revient sur tout »*. Mais surtout à cause du temps passé au domicile pour la première visite qui dure en moyenne 1H10 ainsi que pour la deuxième, s'il y a lieu, qui dure en moyenne 1H05. Quant à ce dont il est question avec la parole, l'objet est sans équivoque dans les mentions des sages-femmes lorsqu'elles notent *« parle bien du bébé »*, *« besoin d'en parler »*, *« a envie de parler du bébé tout le temps »*, *« en parle peu ... sauf avec moi »*, *'beaucoup de « plaisir » à parler de son bébé'*, *« raconte ce qui s'est passé »*, *« parle de ce qui s'est passé à l'hôpital »*, *« raconte son parcours de procréation médicalement assistée de plusieurs années »*, *« raconte ce qui s'est passé avec plus d'émotions »*, *« récit centré sur ce qui s'est passé avec les soignants. »*

« Parler », « en parler », renvoient tous deux au même contenu, porté par cette parole, signifiée par une activité subjective et intersubjective, en prise avec un vécu émotionnel intense plus ou moins facile à mettre en mots. C'est à dire, à un événement de vie majeur, celui d'un enfant qui a existé, qui était attendu, qui n'a pas pu advenir et dont la perte ouvre sur la difficile trajectoire du deuil.

Les sages-femmes commentent : *« La première visite à la maison, c'est marquant, c'est important pour les parents, maintenant je commence un peu toujours de la même façon, je leur dis « racontez-moi » et c'est parti. Ils ne commencent pas tous au même endroit, certains commencent avec l'accouchement, d'autres la grossesse… Cela montre déjà dans quel état ils sont un petit peu. Et sinon certains commencent par l'annonce de la pathologie, d'autres par l'accouchement. Cela permet de comprendre ce qui a été le plus dur, ou le plus important. Et après ça va très vite, il y a beaucoup d'informations et la sage-femme est d'autant plus importante que les informations sont médicales […] Il y a un côté refaire la chronologie des charges émotionnelles et après cadrer un peu les choses. La visite à domicile, il y a aussi la prise en charge, l'ordonnance, ce que la sage-femme fait, tout cela, le côté administratif aussi »* (SF1).

- « *C'est au moins une heure incompressible, pour pouvoir s'exprimer, c'est libre, il y a des femmes qui ne parlent pas beaucoup et il y a des femmes qui sont des robinets ouverts de parole, car il faut qu'elles vident leur sac. Mais souvent elles racontent, la maman de la mort in utero à terme que j'ai vu trois à quatre fois avec la famille, les enfants, avec le beau-père, le mari, elle m'a raconté sa vie en fait, leur histoire d'amour, les hauts et les bas, l'arrivée de cette grossesse, d'un bébé surprise et puis l'effondrement avec le décès et cette culpabilité, « on ne le voulait pas et il s'en va » […] l'enfant n'est pas là, mais la mère déborde de questions »* (SF2).

- SF3 « *trouve que c'est la place d'une sage-femme, on est dans le « care », on est dans le rythme des parents, ils racontent l'histoire de leur bébé, on n'a quasiment rien d'autre à faire que d'écouter, accueillir ce qu'ils racontent. »* Tout comme SFPMI considère *« qu'elles parlent et on les aide à cheminer. »*

« Raconter », c'est faire le récit de soi, de sa souffrance, de ce qui s'est passé, dans un mouvement qui se saisit de l'expérience faite. Raconter, c'est ordonner cette expérience dans une temporalité, et tenter de lui donner du sens à ses propres yeux, comme aux yeux de l'autre, celui à qui ce récit est adressé ; c'est à dire, dans ce contexte, à la sage-femme. Les effets bénéfiques de l'usage du récit de soi ont été repris dans diverses disciplines en sciences humaines depuis sa conceptualisation faite par Ricœur,[119] notamment en psychologie et dans le champ des soins curatifs, chroniques ou palliatifs ainsi que dans le champ éducatif.[120]

Parce que la souffrance est « insubstituable » d'une personne à une autre, parce qu'*« autre que tout autre le souffrant est unique »*,[121] sa mise en mots permet à la personne de se faire

---

119 Ricœur P. 1983. *Soi-même comme un autre.* Paris, Seuil, coll. Points-Essais.

120 Gaborit E, Terral P, Génolini JP, Forté Gallois L. 2021. Récit de soi en éducation thérapeutique du patient : valoriser des biographies ajustées au registre clinique, *Santé Publique*, 33(3): 359-368

Milewski V, Rinck F. 2014. *Récits de soi face à la maladie grave* (Textes réunis et présentés par), Ed. Lambert-Luca, coll. Médecine et langage.

121 Ricœur P. 1994. *La souffrance n'est pas la douleur*, *Revue Autrement*, Série Mutations, p. 6

reconnaître dans toute la singularité de ce qu'elle est et de son histoire, avec son récit. *« Toute souffrance crie vengeance et appelle récit »*[122] écrit Ricœur. Toute souffrance est relative à des *« affects ouverts sur la réflexivité, le langage, le rapport à soi, le rapport à autrui, le rapport au sens, au questionnement. »*[123] Toute souffrance cherche l'autre pour être accueillie avec un récit.

Cette dimension du récit, adressé à la sage-femme, peut se déployer sans aucun doute, dans toute sa singularité, au sein d'une consultation *« incompressible d'une heure »* (SF2), au bénéfice de la mère et des parents. Ne serait-ce qu'en première intention, avec la *« possibilité de débriefer »* (SFPMI), ou de *« re-débriefer »* (SF DAN), c'est-à-dire pour tenter de retrouver des repères et se situer dans une réalité particulièrement éprouvante.

Mais, comme le conçoit Ricœur, lorsque le récit est adressé à un autre, il est porteur d'autres bénéfices. Il conforte notamment la personne dans le sentiment de continuité qu'elle a d'elle-même, où elle intègre l'expérience de ses changements et de ses transformations, puisqu'elle est à la fois l'auteur du récit et le personnage qui le compose. Car *'la personne, comprise comme personnage de récit, n'est pas une entité distincte de ses « expériences. »*[124]

Dans ces enjeux, pour la mère et les parents, par le récit adressé à la sage-femme, c'est toute la construction de leur parentalité qui se voit être reconnue. À la fois dans ce qu'elle a apporté comme changements à ce qu'ils étaient, mais aussi dans la continuité, et sans rupture, avec ce qu'ils sont maintenant. De cette façon, le récit adressé à la sage-femme prend valeur de fonction symbolique, celle de les confirmer dans leur identité personnelle, de mère ou de père, même si l'enfant n'est plus. Ils sont les parents de cet enfant disparu. Le récit est porteur de ce que fut son existence et de la

---

122 Ricœur, 1983, p. 115
123 Ricœur, 1994, p. 59
124 Ricœur, 1983, p.175

survenue de son décès, entremêlé aux événements survenus dans leur vie, mais aussi entremêlés avec le travail des soignants qui se seront occupés de lui.[125] Le récit tisse un lien temporel qui circonscrit son existence, entre le temps où il était vivant et le temps où il n'est plus, entre les événements, le vécu, les faits liés à son existence, et ceux liés à sa perte, qui est, pour les parents, l'épreuve de réalité de sa disparition.

---

125 Weber K, Canuto A, Toma S, Bonnet J, Epiney M, Girard E. 2014. Être là quand on ne peut rien faire : accompagnement du deuil périnatal, *Rev Med Suisse*, 417: 390–392

Partie 6
Le deuil périnatal, bénéfices, perspectives et limites du dispositif

Ce dispositif de suivi à domicile systématique, par une sage-femme, en sortie de maternité, dans le contexte du deuil périnatal, est inédit en France. Malgré les freins notables à son déploiement, liés à la pandémie Covid-19, son analyse apporte des informations et un éclairage inédit sur le retour à domicile des mères et des parents ainsi que sur l'intervention d'une sage-femme dans ce contexte. Dans les données de la littérature internationale, une évaluation comparative similaire n'est pas retrouvée.

7.1 La visite à domicile, un soutien réel et symbolique du deuil périnatal

Le passage de la sage-femme au domicile des parents se situe à un moment *"charnière"* du deuil, celui de l'engagement dans ses processus alors qu'ils sont en même temps largement entravés par un déni social persistant, au-delà de la sphère hospitalière et du monde du soin, comme l'écrit Haussaire-Niquet (2004) :

« Il n'est pas inutile de rappeler ce qui est pour nous une évidence, car malgré l'émergence en France d'une littérature engagée sur ce sujet depuis le milieu des années 1990 ainsi que le remarquable travail effectué par certaines équipes hospitalières autour de l'accompagnement des familles, malgré également des adaptations juridiques très récentes en termes de reconnaissance des bébés morts en cours de grossesse, il subsiste encore autour de cet événement dans notre société comme l'ombre d'un doute, ancré, tenace, persistant et insidieux : cette mort-là en est-elle vraiment une ? Selon un sens commun largement répandu, en effet, puisque la grossesse n'a pas abouti comme il était attendu, c'est comme si le bébé n'avait simplement jamais existé. Les différentes facettes de ce déni social installent solidement la croyance commune qu'il ne s'agit donc pas là d'une mort véritable et qu'il ne peut pas davantage s'agir pour la famille d'avoir à faire un véritable deuil. Pour les parents, cela s'ajoute comme

un choc psychologique supplémentaire au décès du bébé et vient obérer gravement l'amorce possible d'un processus normal de deuil. C'est comme si à la souffrance se surajoutait de la souffrance, précipitant les parents dans une douleur, une solitude et une culpabilité qui trouvent difficilement les moyens de se dire dans leur environnement habituel, lequel se fait précisément souvent complice maladroit de la supercherie... »[126]

7.1.1 Des soins somatiques et un soutien pour la détresse émotionnelle et psychique

Cette souffrance que décrit Haussaire-Niquet est celle dont témoigne la clinique rencontrée par les sages-femmes lors de leur VAD. Elle est mise en relief par le discours des parents qui accueillent le soutien apporté par l'intervention d'une sage-femme d'autant plus positivement qu'elle répond à leurs besoins. En particulier, parce ce temps est marqué par l'épreuve de réalité qui cumule le choc de la perte, le retour à domicile avec les bras vides, et tous types d'*« incompréhensions »*, notamment sociales, liées au décès de leur enfant,

Perdre un enfant est une épreuve indicible et fait partie des deuils décrits comme les plus douloureux. L'enfant est vécu comme un prolongement d'eux-mêmes pour ses parents. Il est inscrit dans une filiation biologique et une transmission culturelle via un système de parenté ainsi qu'une communauté de vie. *« La mort d'un enfant, quelle que soient la manière et la forme dans laquelle elle se réalise, est un énorme choc : son offense à l'ordre habituel des choses la rend inacceptable »,*[127] fut-il en devenir. *« La particularité fondamentale de ces deuils d'enfant réside dans la profondeur et l'intensité des sentiments de culpabilité […], mais le reproche fondamental, même s'il est parfaitement illogique et irrationnel, est de ne pas avoir réussi à garder son enfant en vie »* explique Hanus.[128]

---

126 Haussaire-Niquet C. 2004. Le suivi de deuil lors d'un décès périnatal, (sous la direction de) A. Bercowitz, *Accompagner des personnes en deuil,* Toulouse, Erès, coll. Pratiques du champ social, p. 67-87

127 Hanus M. (sous la direction de) 2006. *La mort d'un enfant : fin de vie de l'enfant, le deuil des proches*, Paris, Vuibert, p. 16

128 Idem, p. 17

Cette détresse affleure dans les entretiens avec cette mère qui explique que : *« C'est très très culpabilisant de survivre à son enfant, ça ne devrait pas arriver. On se demande en boucle qu'est-ce qu'on aurait pu faire pour que ça n'arrive pas. Tout ce qu'on vit est très mélangé »* (M1).

Tout comme ce père trouve que *« la normalité de la vie c'est que ce sont les grands-parents, les parents qui décèdent, il faut s'en occuper. Mais quand il s'agit de cas qui ne sont pas normaux, en fait, perdre un enfant, enterrer un enfant, c'est contre nature. Ça plombe, ça plombe... On se bat déjà contre nous même, l'idée de devoir en plus se battre avec les services administratifs... »* (P2).

Tandis que SF3 pense *« que la culpabilité trouve toujours un chemin, cette dame en post fausse couche, était extrêmement culpabilisée, parce que le bébé quand il est sorti, en plus il était vivant, elle se sentait culpabilisée en se disant « si j'avais fait attention aux signes, peut être que ce bébé on aurait pu l'empêcher de sortir. »*

La présence de la sage-femme est une réponse « humaine » à un drame humain, au-delà des compétences qu'elle apporte dans ce contexte des suites de couches endeuillées. Et *« pas du tout morbide. C'est un moment d'empathie, être là, mettre ma main sur l'épaule, une présence très tactile ; cela me touche en tant qu'être humain confronté à la perte, à la tristesse énorme de l'autre... qu'il y ait des mains tendues dans ces moments-là »* (SF2).

SF1 commente : « *Toutes celles que j'ai accompagnées, c'est positif, et il y a un moment où ça évolue, il y a un moment où beaucoup sont de nouveau enceintes et ça fait partie de leur histoire, mais on avance et la vie continue […] Quand je les ai revues enceintes, c'était très fort, avec une grande appréhension, alors j'organisais juste le suivi à l'hôpital. Je pense que, pour elles, annoncer la nouvelle grossesse, ce n'était pas pareil de le faire à moi plutôt qu'à n'importe quelle personne. Après souvent, elles étaient suivies à l'hôpital, mais il y a la préparation à la naissance. Pour le coup, il est hyper important que ce soit quelqu'un qui comprenne, qui soit la même personne, qui soit formée au deuil. Je me souviens qu'une des premières, après une IMG, j'étais avec une étudiante sage-femme pour la préparation à la naissance, c'était à 35-36 semaines pour le premier cours et après l'étudiante m'a dit « mais elle est à côté de la plaque » et je lui ai dit que c'était normal. Et ça, c'est quelque chose que j'ai beaucoup retrouvé. C'est comme tout est prêt caché dans des cartons parce que jusqu'à la dernière minute et qu'ils aient leur enfant dans les bras, ils y croient pas et dans la préparation à l'accouchement il faut les mettre avec des sages-femmes de bonne composition, mais pas dans le contexte, « ça va aller, etc. »*

Cette présence est un soutien individualisé, adapté au contexte de la trajectoire unique de chaque deuil périnatal : *« Les parents en deuil éprouvent un terrible sentiment de solitude ; ils ne se sentent plus comme les autres. Les accompagner est une nécessité pour les aider à ne pas s'enfermer dans leur douleur et leur isolement. »*[129] Des soins corporels postnataux sont restaurés et apportés. Si pour les parents, la mort de leur enfant les plonge dans un non-sens, leur souffrance a du sens aux yeux de la professionnelle, en particulier dans l'accueil de la *« charge émotionnelle »* (SF1). Mais aussi par sa présence réelle et sa fonction symbolique lorsqu'elle accueille un récit.

La souffrance reconnue atteste de la valeur de ce qui est perdu, un enfant, en même temps qu'elle fait reconnaître ceux qui souffrent, les parents. Ils ne sont pas seuls dans la culpabilité qui les taraude, notamment dans le contexte d'une IMG comme le commente SF2 : « *et ce qu'elles verbalisent, c'est "on nous demande de signer le papier, de prendre la décision, mais, qui sommes-nous pour prendre la décision de donner la mort, et il faut s'en remettre à l'équipe médicale, car c'est très scientifique si c'est une malformation comme [nom de la malformation]… il faut prendre la décision" et il y a un amour débordant pour ce bébé qui a une vulnérabilité énorme et il faut signer le papier »* (SF2).

Avec l'enfant perdu, porté dans la chair, la mère perd aussi une réelle partie d'elle-même, telle une forme d'amputation à la fois physique et psychique, à laquelle la sage-femme peut apporter autant de soins réels que symboliques.

129 Hanus, 2006, p. 5

De ce fait, la sage-femme apporte un vrai soutien *« à la détresse des parents endeuillés »*, tel que le législateur le formule lui-même pour les changements voulus pour l'état civil. Ce sont des « soins compassionnels », réels et symboliques, en adéquation avec les recommandations de la Société Périnatale d'Australie et de Nouvelle-Zélande.

Le soutien apporté par la sage-femme est conforme à plusieurs de ces recommandations professionnelles[130] lorsqu'il s'agit d'anticiper les réponses émotionnelles des parents ; le besoin pour eux d'être soutenus après leur sortie de maternité ; de leur proposer de parler de leur bébé dès que possible ; de leur fournir des informations et leur expliquer ce qui les attend ; d'apporter des soins postnataux à la mère ; d'établir une relation empathique et une bonne communication. L'intervention de la sage-femme est également conforme à la modélisation théorique que Boyle (2021)[131] propose dans le contexte d'un soutien efficace pour le deuil périnatal à partir d'une synthèse des recommandations de la PSANZ.

7.1.2 Un soutien qui favorise l'engagement dans les processus du deuil

De nombreuses études identifient l'impact émotionnel et psychique du deuil périnatal par l'identification de symptômes à court, moyen et long terme. Mais aussi les besoins en soutien des mères et des parents ainsi que l'influence positive que les soignants peuvent avoir pour favoriser le déroulement normal du deuil périnatal.[132] Toutefois, elles fournissent peu d'éléments sur les transactions subjectives mises en œuvre

---

130 En particulier les recommandations 35 à 40.

131 Boyle FM, Horey D, Middleton PF, Flenady V. 2020. Clinical practice guidelines for perinatal bereavement care - An overview, *Women Birth*, 33(2): 107–110.

132 Camacho ÁM, Fernández Medina IM, Jiménez-López FR, Granero-Molina J. *and all.* 2020. Parents' Experiences About Support Following Stillbirth and Neonatal Death, *Adv Neonatal Care,* 20(2): 151-160.

dans les processus de deuil, en particulier au moment de l'entrée dans sa trajectoire.

Dans ses recherches sur l'activité subjective engagée dans « le travail de deuil », les travaux de la psychanalyste Martine Lussier dégagent un *« noyau dur »* à partir de l'analyse des différentes approches théoriques et cliniques portées par la psychanalyse, la théorie de l'attachement, la psychosociologie et l'anthropologie ; en particulier pour l'engagement dans les processus de deuil[133] :

- La sidération et le déni initial, liés à l'irruption de la perte, sont levés par l'intervention de *« l'épreuve de réalité qui enclenche le travail de deuil à proprement parler. »*[134] Il s'agit de l'immense épreuve à laquelle se trouve confrontée la personne dans la séparation avec l'être aimé et dont la réalité de la séparation est soutenue par les rites funéraires, les rituels religieux et culturels. L'épreuve de réalité est favorisée *« quand l'endeuillé est pris au présent dans les actions qu'il déroule avec les éléments du passé et la personne décédée. »*[135] C'est-à-dire, qu'il est pris dans le mouvement « pendulaire » du deuil, qui reste marquant sur toute trajectoire du deuil, entre tout ce qui a été un lien avec elle, dans le passé, et le vécu actuel, celui de la réalité du vide, du manque et de son absence.

- « *Les affects (psychanalyse) ou les émotions (psychologie)* » font partie du travail de deuil. Même intenses et négatives, les émotions sont normales alors qu'elles pourraient parfois faire figure de troubles psychiques.

- Le travail de deuil, dès son enclenchement, ne vise pas à rompre le lien avec la personne aimée, mais à le transformer pour l'incorporer au monde interne, afin qu'il demeure. C'est pourquoi ce travail de séparation, qui redéfinit les liens entretenus avec les autres, dans le monde extérieur et

---

133 Martine L. 2004. *Le travail de deuil.* Paris, PUF, p. 219-26
134 Idem, p. 220
135 Idem

intérieur, suscite également des remaniements identitaires qui mobilisent les rapports de filiation et le système de parenté.

Au-delà des « émotions », ces différentes transactions subjectives identifiées dans l'enclenchement des processus normaux du deuil, permettent de comprendre comment la présence et l'activité de la sage-femme, au domicile, en postnatal, peuvent y contribuer dans le contexte du deuil périnatal :

Confirmer et partager la réalité d'un enfant qui a été et n'est plus

Comme l'analyse faite à partir des feuilles de suivi, croisée avec celle des entretiens menés avec les parents l'a montré, la sage-femme confirme l'existence de l'enfant qui a été, par son action réelle et sa fonction symbolique, en même temps qu'elle confirme l'existence de parents qui ont perdu un enfant. Il y a des soins de suites de couches parce qu'il y a eu un accouchement et un enfant. La sage-femme partage avec les parents les « préoccupations » liées à la réalité de sa disparition, son décès, avec des informations et des conseils donnés, et l'aide concrète apportée, notamment pour les démarches administratives et les funérailles. Tout ce qui est fait, dit et partagé, y compris la VAD, identifie cet enfant-là, dans sa singularité, avec des souvenirs qui seront propres à sa mémoire et d'autant moins à risque d'être confondus avec un enfant à venir. La sage-femme participe de la consolidation des preuves de son existence et de la constitution de souvenirs, parfois très concrets tels un album ou une boîte à souvenirs. Et si, par sa fonction symbolique, elle représente l'épreuve de réalité de la séparation, elle y apporte en même temps son soutien.

Pour Julianna Vamos, c'est dans cet esprit qu'est né le dispositif initial des VAD faites par les sages-femmes PMI pour les patientes de la maternité des Bluets à Paris :

« Quand les deux membres du couple ont investi la grossesse et quand ils ont imaginé de devenir parents, quel acte peut notifier que leur bébé a

existé, même s'il n'a pas pu advenir et naître vivant ? C'est dans ce processus de soutien de cette « parentalité sans bébé » qu'est née la visite à domicile de la sage-femme, pour que le couple soit reconnu comme parents alors qu'ils n'ont pas le bébé dans les bras. Mais le bébé existe et continue d'exister dans leur psychisme. Les visites des sages-femmes de PMI permettent de soutenir l'élaboration de ce processus si difficile et si long. Après avoir mis en place ces rencontres au domicile, on a vu les résistances tomber parmi le corps médical et les parents. Les parents étaient reconnaissants de ce regard et de cette présence de la sage-femme dans l'intimité de leur maison. On a constaté combien ces visites ont aidé leur travail psychique de perte, de deuil. »

Soutenir les mouvements propres au deuil

La présence et l'activité concrète de la sage-femme sollicitent également le mouvement pendulaire du deuil, entre tout ce qui fait lien avec l'enfant qui a été, et la réalité actuelle de cet enfant qui n'est plus. Dans ce qui est fait et raconté, les éléments du passé de l'existence du bébé, notamment les données médicales et les événements associés, sont repris au présent. La sage-femme, en tant que professionnelle, fait lien avec les soignants qui l'ont connu alors qu'elle est là pour partager en même temps son absence. L'importance de cette continuité de liens entre soignants est commentée par la mère d'un bébé décédé peu de temps après la naissance : « *Et du coup ce qui compte ce sont tous les gens qui ont aussi connu notre bébé, quelque part on y est un peu attaché [...] Et puis en fait du jour au lendemain, on quitte tout, on est obligé de tout quitter, tous les gens qui ont été témoins de sa vie. Et s'il y a quelque chose d'important à retenir pour le suivi, c'est que c'est non seulement c'est très dur de perdre son enfant, mais aussi tous ceux qui ont été témoins de sa vie... Et la sage-femme, elle l'a pas connu, mais on en a beaucoup parlé »* (M1). Peut-être est-ce dans le même sens qu'il faut comprendre les remarques des parents lorsqu'ils pensent que sans suivi postnatal c'est *« être mis de côté »* ou *« ne pas compter »*. D'autant plus que *« rien n'est pire, pour ceux qui souffrent, que le silence, la mise à distance qu'ils vivent comme une indifférence ou comme un rejet »,* selon Hanus.[136]

Cette continuité dans l'activité et la présence de la sage-femme au domicile semble bien être en cohérence avec l'amorce reconnue des processus normaux mis en œuvre dans le deuil.

7.1.3 Une reconnaissance sociale grâce à la continuité d'un parcours de soin

En dernier lieu, parce qu'il s'agit d'un dispositif de soin professionnel, la VAD de la sage-femme prend la forme d'une inscription sociale puisque c'est *« une marque de reconnaissance de ce qui s'est passé »* (M4). La sage-femme, par sa profession et son activité, assure une fonction sociale qui contribue à confirmer l'existence et le décès de cet enfant, tel que veut l'établir l'état civil et tout comme il en est des rituels partagés ainsi que le commente un père : *« une personne qui n'est pas de notre famille, et pas dans notre cercle d'amis non plus, alors c'est un peu comme la société c'est une forme de reconnaissance de la société donc ça, ça aide »* (P1). Des rituels culturels ou privés que la sage-femme a également l'occasion d'accompagner,[137] ne serait-ce que pour les funérailles, dont la fonction est expliquée par cette mère : *« nous l'avons enterré afin qu'il existe aux yeux de tous »* (M2). Des rituels d'autant plus importants dans le contexte du deuil périnatal, car *« plus un deuil est difficile, plus il a besoin de ritualisation »,* écrit Hanus.[138]

La sage-femme, elle-même, en tant que professionnelle au service de la communauté, représente cette dernière auprès des parents. Son intervention participe d'un rite nécessaire dont la fonction symbolique est créatrice de liens sociaux indispensables au partage d'un décès. De cette manière, la

---

136 Hanus, 2006, p. 355

137 Capitulo KL. 2005. Evidence for healing interventions with perinatal bereavement. *MCN Am J Matern Child Nurs,* 30(6): 389-96

138 Hanus, 2001, p. 22

visite à domicile est un « rite de passage », selon la formule de Van Gennep,[139] puisque le « passage » de la sage-femme vient signifier, pour toute la communauté, les changements d'appartenance et de statut. Celui d'un enfant qui était vivant et qui est décédé, celui d'une femme et d'un homme qui sont mère et père de cet enfant.

Julianna Vamos pense que *« le rituel nous aide à tenir, il est un acte symbolique qui donne sens et aide à accepter l'absence du bébé. Donner du sens, et de penser que dans leur vie, le sens n'est pas uniquement la perte. Il y a aussi à comprendre et à intégrer qu'il y a eu un processus en eux, il y a du travail psychique. Ce processus de devenir parent en même temps que commencer son deuil est reconnu et soutenu par nous les soignants. Ce qui compte c'est que ça se passe dans "l'intériorité" de chez eux, à leur maison. La sage-femme symbolise la continuité de la vie, la vie en eux... »*

Le soutien de l'organisation de rituels est particulièrement recommandé par la PSANZ,[140] mais aussi prescrit par la circulaire du 19 juin 2009 lorsque le législateur demande aux soignants d'encourager l'expression de rituels laïques ou religieux. Si bien que tous les soins et le soutien procurés par la sage-femme à la mère et aux parents lui font jouer un « rôle symbolique » important, complémentaire de celui de l'état civil, qui reste en toute continuité des actions de soutien des soignants de la maternité.

Par ailleurs, commente Julianna Vamos : « *Le suivi avec des sages-femmes se met en place avec une préoccupation globale. Face à ce drame de la perte de l'enfant, leur visite à domicile permet d'autoriser davantage le deuil du bébé chez soi et le partager avec les "professionnels de la vie". Parler très en détail de tout, faire l'aller-retour entre leur vécu de la grossesse et leurs bras vides, tout ça fait exister le bébé. Le contour d'un bébé qui prend forme par le partage et par le récit est précieux. Ça prend encore une dimension plus forte, car leur maison c'est le lieu prévu*

---

139 Van Gennep A. [1909]-1969. *Les rites de passage*, Paris, Mouton & Maison des sciences de l'homme.

140 Recommandations 22, 32 et 47

pour le bébé. L'inscription du nom du bébé dans le livret de famille est un acte social. Mais ce que les sages-femmes apportent au domicile avec les parents, c'est donner "chair au bébé", la reconnaissance de son absence, mais aussi son existence dans leur maison. »

Dans le contexte du deuil périnatal, l'ensemble de ces bénéfices identifiés, à la fois réels et symboliques, tiennent en partie de la précocité de l'intervention de la VAD ainsi que la possibilité de revenir pour créer la continuité d'un suivi.

Un temps d'intervention spécifique

Ce dispositif de VAD se situe ainsi dans un temps d'intervention différent de celui proposé par Empathie 93 où la première visite a lieu, volontairement, après les funérailles, alors que le processus de deuil est censé s'être engagé.[141] Les visites de la sage-femme interviennent avant. Non seulement pour apporter des soins postnatals à la mère dans cette période des suites de couches immédiates. Mais aussi pour soutenir les parents dans le deuil qu'ils traversent avec la possibilité d'en favoriser l'engagement. La sage-femme y intervient seule, pour une activité de soins, de soutien et de suivi global en adéquation avec ses missions et ses compétences. Elles demandent toutefois à être actualisées et développées pour l'accompagnement du deuil périnatal par la formation continue et sont inscrites au développement professionnel continu (DPC) en ce sens. D'autant plus que *« tous ceux qui travaillent à proximité de la mort d'un enfant sont exposés, de toute façon, à une surcharge émotionnelle qu'ils doivent apprendre à gérer et pour leur équilibre personnel et familial, et pour retrouver la bonne distance dans leur travail d'accompagnement »*, souligne Hanus.[142]

La circulaire du 19 juin 2009 indique que les soignants doivent pouvoir être formés et sensibilisés à cet accompagnement, et bénéficier d'outils adaptés, tout comme

141 Bruniera, Jourdan, 2012, p. 48
142 Hanus, 2006, p. 356

elle recommande aux établissements de santé d'en établir les modalités, afin de *« créer les conditions d'un suivi personnalisé et continu des parents confrontés au deuil périnatal. »* Ce besoin en formation est bien identifié pour les soignants des établissements de santé par certaines études.[143] Il n'est pas moindre pour les sages-femmes dans le cadre de ce dispositif et de leur exercice.

Mais, c'est aussi l'expérience au travail, dans la pratique sage-femme de l'accompagnement dit global, qui est formatrice par elle-même, comme le souligne cette sage-femme : *« au final ce sont des accompagnements qui sont enrichissants et nous, professionnels, cela nous apprend à écouter, j'ai appris à être moins directive, moins stricte depuis que je fais des accompagnements du deuil et dans les liens avec les patientes ce n'est pas morbide le deuil parce qu'on a vraiment l'impression de les aider »* (SF1).

SF3 trouve même que pour *« l'appui aux femmes sur tout leur parcours de vie, y compris l'IMG, pour quelqu'un qui commence à exercer ça lui donne l'idée d'une profondeur qu'elle n'a pas l'habitude de rencontrer… et cela fait partie de notre boulot […] C'est moins schizophrénique. Quand j'étais en maternité, si une dame faisait un préma on se battait pour qu'il vive et c'est logique et à l'inverse on faisait des IMG pour que ce bébé ne vive pas et pour moi c'était très schizophrénique […] Quand je travaille en libéral, je vois la dame avant, après je la vois dans une attitude d'humanité, et je les écoute parler et cela fait partie du trajet humain aussi bien pour eux que pour moi. »*

Au-delà de ce qui est mis en place actuellement au sein des établissements de santé pour accompagner les femmes et les parents dans le contexte du deuil périnatal, la VAD de la sage-femme, en sortie de maternité, est en stricte continuité de ces efforts.

Elle est en adéquation, aussi, avec des recommandations légales et les efforts voulus par les pouvoirs publics pour

---

143 Ravaldi C, Levi M, Angeli E, Romeo G, Biffino M *and al.* 2018. Stillbirth and perinatal care: Are professionals trained to address parents' needs? *Midwifery*, 64: 53-59.

donner plus de place à une politique de prévention dans le système de soin ; notamment en périnatalité comme l'établit le rapport dit des « 1000 jours ». Il promeut, en effet, aussi bien les VAD, que le soutien à la parentalité, avec un référent susceptible de les accompagner dans un parcours où la sage-femme apparaît comme une professionnelle de premier choix pour l'ensemble des soins et du soutien qu'elle peut leur apporter de façon « globale ».

C'est à dire sans morcellements professionnels en tenant compte, individuellement, de leurs besoins et de leurs ressources, comme l'illustre l'analyse de ce dispositif. Mais aussi, pour adosser à sa propre intervention l'aide apportée par d'autres professionnels, en fonction du contexte et des besoins des parents.

Pour Juliana Vamos ces VAD sont *« un acte de prévention majeur. L'intervention d'un psychologue avant et après les funérailles peut être une aide. Mais une sage-femme chez eux donne une dimension fondamentale. Les parents revenus à domicile sont dans le trauma et la sidération. La sage-femme arrive et c'est la respiration, c'est la continuité du pré et postnatal, en étant dans la partie solidaire avec eux, celle qui permet de sortir a minima de la sidération. C'est le rôle de la sage-femme entre vie, mort et sidération. Le partage ouvre le processus morbide vers le mystère de la vie.*

Mais c'est aussi de la prévention par rapport à leurs futurs enfants. S'il y a bien eu personnification de cet enfant-là, l'enfant-parti, avec le deuil pour lui, alors le projet d'un autre enfant va pouvoir émerger. Et le suivi continu avec les sages-femmes. »

L'intérêt d'une continuité et d'un parcours de soins et de soutien

De ce fait, ce dispositif apparaît également comme un renforcement du parcours de santé de la mère comme de celui des parents dans la construction de leur parentalité. En effet, pour une dizaine de situations renseignées par les feuilles de suivi, ou lors des réunions de régulations, les mères et les parents gardent une continuité dans leur parcours de soin avec leur suivi sage-femme ; que ce soit pour les séances de rééducation périnéale, le suivi gynécologique de prévention et la contraception ou encore pour une nouvelle grossesse, notamment pour la préparation, même lorsqu'elle est sous haute surveillance médicale.

Un certain nombre de femmes et de couples ont également gardé un lien avec la sage-femme venue au domicile via des contacts téléphoniques. Les sages-femmes libérales signalent qu'elles ont également été sollicitées pour des accompagnements réalisés en dehors du dispositif, voire avoir transmis une demande à une collègue qui ne fait pas partie du pool comme l'évoque cette sage-femme :

« Une patiente m'a contactée, mais j'étais en congé hors ID [Île-de-France]. C'était une patiente de PR [Port-Royal]. C'est la sage-femme de GHR [grossesses à haut risque] qui lui a donné mon numéro et l'avait informée de la possibilité des VAD. N'étant pas disponible, je lui ai donné des contacts de sages-femmes du secteur [...] Je lui ai dit que je la rappellerai le lendemain pour faire le point. Le lendemain l'appel a duré 30 min en haut-parleur avec le couple. Une sage-femme devait venir pour 2 VAD minimum à partir du lendemain. J'ai répondu à leurs questions plus particulières sur le deuil (obsèques, congé mat, etc.) et donné les noms des assos, groupe de paroles, etc. Une semaine après ils m'ont renvoyé un SMS pour des infos sur la Petite Emilie et me remercier, les VAD de la sage-femme s'étaient bien passées. »

Par ailleurs, pour diverses raisons, une dizaine de consultations ont lieu au cabinet de la sage-femme après l'intervention de celle-ci au domicile sans être comptabilisées dans l'évaluation du dispositif

7.2. Vers un suivi postnatal systématique

La motivation des parents qui ont accepté cet entretien est claire et semble tenir du fait qu'ils veulent témoigner afin que le dispositif soit reconnu et qu'il soit mis au service d'autres parents :

- *« que ça serve et soit utile pour d'autres bébés, que ça serve pour d'autres qui sont dans la mouise, d'autres mamans qui ont des problèmes »* (M2) ;

- *« c'est dur de vous parler, je voulais aider que ça aide d'autres qui se retrouvent tout seuls et on était d'accord avec mon conjoint pour vous recevoir, on le voulait tous les deux »* (M3) ;

- *« je n'avais pas cette notion que quand le bébé était mort, on n'avait pas de suivi après, si on peut faire que ça change... »* (M4) ;

- *« nous sommes reconnaissants de l'aide que nous avons eue, il faut que d'autres parents puissent avoir la même chose »* (M5) ;

- *« j'ai été aidée, et les autres parents comme nous, ils n'ont personne ? C'est important d'apporter de l'aide tout de suite »* (M6) ;

- *« je ne connais personne qui connaisse ce protocole-là et qui en ait profité. Il faut le faire connaître »* (M7).

Un autre couple va même plus loin et propose des perspectives d'organisation :

- *« c'est hyperimportant [la VAD], mais comme amélioration, je pense que ce serait bien que ce soit moins territorialisé, qu'il y ait plus de souplesse, parce nous étions chez mes parents, et donc pas sur notre lieu de vie et enfin c'est une rigidité, pour des parents endeuillés enfin je pense que ça doit être compliqué administrativement donc pour le coup je pense qu'une flexibilité, ça serait bien »* (P1) ;

- *« oui, ça devrait être accessible à tous les parents endeuillés. Ça devrait être systématique »* (M1).

Cependant, pour bien plus de la moitié des 50 situations, une seule VAD a lieu, sans distinction possible entre les IMG et les autres décès alors que les IMG sont en surreprésentation. Une donnée qui tient autant de la singularité de la maternité Port-Royal, ayant un CPDPN, que de la temporalité particulière au service de diagnostic anténatal. Comment comprendre cette unique VAD ? Les femmes et les parents en auraient-il moins le besoin ou bien le dispositif en lui-même, tant plébiscité par les uns aurait-il moins d'intérêt pour les autres ?

Relativiser l'utilité du dispositif reviendrait à relativiser les épreuves du deuil périnatal et la parole recueillie des parents. Ce serait encore une fois minimiser la perte, mais aussi escamoter la problématique du deuil périnatal à la hauteur du silence social qui l'entoure encore souvent. Ce serait encore méconnaître un problème de santé publique majeur pourtant mis en avant par les études internationales elles-mêmes. Par ailleurs les difficultés rencontrées pour faire des entretiens à distance de l'événement, avec un accord initialement favorable, vont dans ce sens. Celui d'un passé douloureux sur lequel il est difficile de revenir parce qu'il a valeur traumatique.

Néanmoins, d'autres raisons pourraient contribuer à la fréquence de cette situation sans qu'elles soient exclusives les unes des autres. Le retour à domicile est pris dans le temps du choc, du déni et de la sidération qui laissent émotions et pensées dans une forme d'engourdissement, selon l'expression de Bolwby. Le passage de la sage-femme durant ce temps particulier laisse peu de place pour accéder à une demande ou exprimer des besoins ; voire le soutien de la sage-femme peut être décliné plus facilement alors que la mère et les parents semblent vouloir se *« ressaisir. »* Le fait que la VAD demande également beaucoup de temps, soit plus d'une heure qu'il faut dégager dans son emploi du temps, et pour une très faible compensation financière, peut également freiner l'engagement et la bonne volonté des sages-femmes.

Toutefois, suivant l'analyse qui vient d'être faite, une seule VAD peut, malgré tout, répondre à un certain nombre de besoins, même s'ils ne sont pas exprimés. Le fait que la durée de la première visite soit en moyenne de 1h10 laisse comprendre que la sage-femme n'a pas fait que passer et qu'elle aura pu fournir présence, soins, informations, écoute et conseils dans le partage du bébé qui a été et qui n'est plus.

Julianna Vamos considère qu'*« en Occident, l'idée que le corps médical est tout puissant, et qu'on a la maîtrise sur la vie, nous fait oublier que la vie reste un mystère et qu'elle est beaucoup plus complexe. Que les couples soient dévastés par la mort de leur bébé est compréhensible.*

Quand se passe l'inimaginable, l'imprévisible et traumatique mort de leur bébé, les parents pensent, soit qu'ils ont fait quelque chose, soit qu'ils n'ont pas fait quelque chose, et la culpabilité explose et les taraude ...surtout s'ils sont dans l'état d'esprit plus au moins inconscient de pouvoir tout-contrôler en s'appuyant sur le médical. Quand cela arrive, c'est important que nous, les soignants, nous ne lâchions pas le couple dans ce processus de devenir parent sans bébé vivant. Le rôle de la sage-femme, avec les visites, permet d'adoucir cette douleur de perdre, et d'entamer l'élaboration qu'ils sont bien les parents en deuil... »

Même une seule VAD identifie cet enfant comme unique, dans son existence comme dans sa perte, et par là, contribue à l'épreuve de réalité, indispensable à l'engagement dans le deuil comme à son évolution. Les soins que la sage-femme peut apporter, et la fonction symbolique qu'elle remplit n'en sont pas moindres. La rupture de continuité des soins et du soutien en postnatal n'aura pas lieu alors qu'elle peut se faire reconnaître comme une professionnelle de santé capable d'affronter avec eux leurs épreuves et de rester à leur disposition.

Beaucoup de situations, peu de sages-femmes

Les 50 situations suivies en deux ans concernent, quasiment pour moitié, les IMG et pour moitié les autres pertes. Suivant les données de la maternité Port-Royal, en comparant les 50 situations à celles qui étaient éligibles au dispositif, il s'avère que seulement 15 % environ de ces dernières ont pu en bénéficier ; à la fois dans le cas des IMG et dans le cas des autres morts fœtales ou néonatales. Cette situation est due au nombre insuffisant de sages-femmes dans le pool ainsi qu'à leur répartition inégale en fonction du domicile des patientes. Les sages-femmes sont disponibles pour un suivi si la patiente est proche de leur lieu d'exercice professionnel en raison des trajets nécessaires pour se rendre au domicile.

Or, les sages-femmes du pool sont insuffisantes pour couvrir Paris et l'île de France. Lorsqu'il n'y pas de sage-femme pour un suivi à domicile, ce que très peu de femmes refusent lorsqu'il est proposé, c'est qu'il n'y a pas de sage-femme disponible ou qu'il n'y a pas de sage-femme dans le secteur du domicile de la patiente comme le rapportent les réunions de régulation.

La volonté et l'engagement des professionnels

Les parents se disent motivés pour les entretiens afin que leur témoignage puisse contribuer à pallier l'absence de suivi et de soutien *« systématique »* et que d'autres parents, dans une situation similaire, puissent en bénéficier. Cette motivation est partagée par l'ensemble des professionnels, de l'hôpital, de la PMI, du RSPP, et les sages-femmes libérales, qui ont coopéré pour construire et mettre en œuvre ce dispositif pendant 2 ans. C'est aussi la motivation de la recherche qui repose sur l'engagement de tous, sans financement supplémentaire pour le travail fourni, en dehors d'une forme de compensation pour les sages-femmes libérales, grâce à une participation de la Caisse Primaire d'Assurance Maladie de Paris.

Si la mise en œuvre du dispositif a été possible grâce à la volonté, au travail supplémentaire, et l'engagement des différents professionnels, il apparaît clairement qu'il faut des moyens humains, organisationnels et de financement, pour l'élargir, en vue de le proposer de manière systématique en sortie de maternité, dans le cadre du deuil périnatal, à toutes les femmes qui attestent d'un certificat d'accouchement et d'un acte d'enfant sans vie.

Les visites à domicile des sages-femmes sont spécifiques, complexes et demandent beaucoup de temps pour apporter des soins, des actes, des conseils, des informations, une orientation et la possibilité de parler du bébé qui a été et qui n'est plus. Ces échanges sont indispensables afin de permettre à la sage-femme de jouer pleinement son rôle de soutien réel et symbolique dans le contexte du deuil périnatal. Une cotation spécifique devrait reconnaître la complexité du travail de prévention et de soutien de la santé des femmes et des parents à hauteur du temps indispensable pour chaque VAD.

Sans aucun doute, une telle disposition permettrait la mise en œuvre d'un soutien global des processus normaux du deuil que les femmes et les parents vont devoir affronter. Sa pérennisation aurait un rôle à jouer dans la prévention des complications du deuil périnatal à court, moyen et long terme ainsi que dans l'aide à la préservation, pour les parents, de la construction de leur parentalité actuelle et future, pour d'autres enfants.

La Suisse est un exemple en la matière. Dans le post-partum, l'assurance obligatoire des soins (AOS) prend en charge à 100 % jusqu'à 10 visites à domicile de sage-femme durant 6 semaines (56 jours) chez les multipares et 16 visites chez les primipares ou après un accouchement par césarienne. Une modification récente de la loi sur l'assurance maladie vient d'assimiler la prise en charge après une fausse couche tardive, une mort fœtale *in utero,* une interruption médicale de grossesse, ou un décès néonatal à une prise en charge post-partum avec enfant né vivant, et ce à partir de 15 SA.[144]

Ainsi que le montre une étude parue dans le *Lancet* (2013) sans environnement favorable dans les soins, même avec de très hauts niveaux de preuves, il est difficile de mettre en place de nouvelles interventions.[145] Cette coordination et une cotation à la hauteur de l'investissement demandé aux sages-femmes pourraient répondre aux conditions requises, et à l'environnement nécessaire, afin qu'un tel suivi puisse être proposé à toutes les femmes et les couples, en sortie de maternité, dans le cadre du deuil périnatal.

---

144 Office Fédéral de la Santé publique (OFSP). Département Fédéral de l'Intérieur (DFI). Assurance maladie : Prestations en cas de maternité.

145 Grol R, Grimshaw J. 2003. From best evidence to best practice: effective implementation of change in patients' care, *Lancet,* 362 (9391): 1225-30. doi: 10.1016/S0140-6736 (03)14546-1

Conclusion

Au terme de l'analyse de ce dispositif de VAD de sage-femme, en postnatal, à la sortie de la maternité, dans le cadre du deuil périnatal, ses bénéfices incontestables, pour la mère, le couple et la famille, trouvent le ressort de leur efficacité symbolique dans l'étayage sur l'activité concrète de cette dernière. Mais également dans ce qu'elle représente, consciemment ou inconsciemment, aux yeux de tous, en tant que professionnelle de la naissance et de la transmission de la vie.

Car, pour les êtres humains, toute existence s'inscrit entre la vie et la mort et se déploie dans le devenir, avec tous ses aléas, autant dans les processus biologiques que dans les processus symboliques. Même si, dans son activité auprès des parents, la sage-femme reste dans l'ignorance de la force du symbole, même si les soignants, dans cette alliance, n'en prennent pas la mesure en toute conscience, le symbole n'en est pas moins actif.

« Preuve » en est de l'humanité retrouvée dans l'efficience du récit et du partage lorsque la sage-femme rassemble, symboliquement, au domicile, et dans l'alliance, tous les intervenants, actuels ou possibles, qu'ils soient soignants de l'hôpital, qu'ils soient acteurs professionnels ou non. Face au contrôle omniprésent de la vie prescrit par l'état de tous les progrès médicaux, face à la mort qui n'en est pas moins l'éternelle impuissance, l'humanité reprend ses droits, individuellement et collectivement, dans le partage, grâce à celle qui traverse chacun de ceux qui y participent. Car, la mort doit « être *traitée comme un problème à la fois humain et social que les hommes doivent résoudre dans leurs relations les uns avec les autres et les uns pour les autres* », écrit Elias.[146]

---

146 Elias N. 1982. *Über die Einsamkeit des Sterbenden*, Ed. Surhrkamp ; Trad. Fr. 1987. *La solitude des mourants,* Paris, Ed. Bourgeois, p. 43

Si la détresse des parents y trouve une forme de résolution, c'est parce qu'elle est remise en sens grâce à l'humanité, celle d'une *« communauté de mortels »*, où *« les hommes, dans leur détresse, ne peuvent attendre de secours que le la part des autres hommes. »*[147] C'est bien, dans la conjonction des alliances, entre parents et professionnels, de la sphère privée jusqu'à la sphère publique, que cette mort peut être reconnue comme celle d'un enfant en devenir, attendu non seulement par ses parents, mais aussi par une communauté d'êtres humains qui lui ressemble. Car, selon Hanus, le deuil *« qui n'est pas une maladie, bien qu'il puisse être très difficile, se compliquer, voire devenir pathologique, est l'affaire de tous, si bien que les médecins et psychologues y tiennent aussi leur rôle à côté des associations et à côté de nous tous. »*[148]

Portés par les soignants en premier lieu, ce partage commande une alliance dans la transformation des comportements, des interactions et des dispositions dans des sphères sociales de plus en plus larges, notamment lorsqu'il est question d'organisation des soins, et du soutien.

Ainsi que l'évoque Thomas,[149] c'est à cette condition que le deuil périnatal peut devenir un deuil véritable, un deuil « vrai », traversé par de « vrais parents », parce qu'il est socialement reconnu, aux yeux de tous. C'est à cette condition que le travail des soignants auprès des femmes, des couples et de leur famille, reste porteur d'actes de vie et porteur d'espoirs, en dépit de cet enfant qui n'aura pas pu advenir, mais qui reste lui aussi, telle une étoile, symbole de notre humanité.

---

147 Idem, p. 14

148 Hanus, 2006, p. 7

149 Thomas, 1975, op. cit.

Table des matières

Structures éditoriales du groupe L'Harmattan

L'Harmattan Italie
Via degli Artisti, 15
10124 Torino
harmattan.italia@gmail.com

L'Harmattan Hongrie
Kossuth l. u. 14-16.
1053 Budapest
harmattan@harmattan.hu

L'Harmattan Sénégal
10 VDN en face Mermoz
BP 45034 Dakar-Fann
senharmattan@gmail.com

L'Harmattan Cameroun
TSINGA/FECAFOOT
BP 11486 Yaoundé
inkoukam@gmail.com

L'Harmattan Burkina Faso
Achille Somé – tengnule@hotmail.fr

L'Harmattan Guinée
Almamya, rue KA 028 OKB Agency
BP 3470 Conakry
harmattanguinee@yahoo.fr

L'Harmattan RDC
185, avenue Nyangwe
Commune de Lingwala – Kinshasa
matangilamusadila@yahoo.fr

L'Harmattan Congo
219, avenue Nelson Mandela
BP 2874 Brazzaville
harmattan.congo@yahoo.fr

L'Harmattan Mali
ACI 2000 - Immeuble Mgr Jean Marie Cisse
Bureau 10
BP 145 Bamako-Mali
mali@harmattan.fr

L'Harmattan Togo
Djidjole – Lomé
Maison Amela
face EPP BATOME
ddamela@aol.com

L'Harmattan Côte d'Ivoire
Résidence Karl – Cité des Arts
Abidjan-Cocody
03 BP 1588 Abidjan
espace_harmattan.ci@hotmail.fr

Nos librairies en France

Librairie internationale
16, rue des Écoles
75005 Paris
librairie.internationale@harmattan.fr
01 40 46 79 11
www.librairieharmattan.com

Librairie des savoirs
21, rue des Écoles
75005 Paris
librairie.sh@harmattan.fr
01 46 34 13 71
www.librairieharmattansh.com

Librairie Le Lucernaire
53, rue Notre-Dame-des-Champs
75006 Paris
librairie@lucernaire.fr
01 42 22 67 13

www.ingramcontent.com/pod-product-compliance
Lightning Source LLC
LaVergne TN
LVHW051352061026
849535LV00009B/3148
* 9 7 8 2 1 4 0 4 9 7 0 6 3 *